古醫籍稀見版本影印存真文庫

傷寒三朝纂要辨疑

明・童養學纂輯

中醫古籍出版社

責任編輯　賈蕭榮
封面設計　張雅娣

图书在版编目(CIP)数据

伤寒六书纂要辨疑／(明)童养学纂辑.—北京：中医古籍出版社,2015.9
(古医籍稀见版本影印存真文库)
ISBN 978-7-5152-0743-8

Ⅰ.①伤… Ⅱ.①童… Ⅲ.①《伤寒论》-研究
Ⅳ.①R222.29

中国版本图书馆 CIP 数据核字(2015)第 087889 号

古醫籍稀見版本影印存真文庫
傷寒六書纂要辨疑　明·童養學　纂輯

出版發行　中醫古籍出版社
社　　址　北京東直門南小街 16 號(100700)
印　　刷　北京金信諾印刷有限公司
開　　本　850mm×1168mm　32 開
印　　張　15.5
字　　數　183 千字
版　　次　2015 年 9 月第 1 版　2015 年 9 月第 1 次印刷
印　　數　0001～3000 冊
書　　號　ISBN 978-7-5152-0743-8
定　　價　32.00 圓

國家古籍出版

專項經費資助項目

據中國中醫科學院圖書館藏明崇禎五年刻本影印原書版框高一一九毫米寬一二五毫米

出版説明

中醫藥學是中華民族優秀傳統文化的重要組成部分，是我國醫學科學的特色，也是生命科學中具有自主創新優勢的領域。歷代存留下來的中醫典籍是我國寶貴的文化遺産，其承載着中華民族特有的精神價值、思維方法、想象力和創造力，是中醫藥科技進步和創新的源泉。對中醫古籍進行保護與整理，即是保護了我國全部古籍中的一個重要的組成部分。

《古醫籍稀見版本影印存真文庫》在全面調查現存古醫籍版本情况的基礎上，遴選出五十餘種具有較高學術價值、文獻價值的古醫籍，對其稀見的版本進行搶救性地挖掘整理，其内容涵蓋中醫臨床内、外、婦、兒、針灸、五官各科及基礎理論等領域。這些版本多爲亟待搶救的瀕危版本、珍稀版本、孤本、善本，或者曾經流傳但近幾十年來世面上已很難見到的版本，屬於讀者迫切需要掌握的知識載體，具有較大的出版價值。爲方便讀者閲讀與使用，本叢書整理者對所遴選古籍的版本源流及存世狀況進行了考辨，撰寫了提要，簡介了作者生平，評述了著作的學術價值；爲避免在整理過程中出現各種紕漏，最大限度地保留文獻原貌，我社決定採用影印整理出版的方式。

此次所選書目具有兩個特點：一是以學術性和實用性兼顧爲原則，選擇凝結歷代醫藥學家獨到理論精粹及豐富臨床經驗的精品力作，突出臨證實用，并且充分注重各類中醫古籍的覆蓋面，除了喉科之外，其余各類均有涉及；二是選擇稀見版本，影印出版，不僅可以避免目前市場上古籍整理類書籍魚目混雜、貽誤后學之弊，而且能够完整地體現歷史文獻的真實和完整性，爲讀者研習中醫提供真實的第一手資料。該叢書對於保護和利用中醫藥古籍，發揚和傳承中醫藥文化，更好地爲中醫藥科研、臨床、教學服務具有重大的意義。

我社自二十世紀八十年代成立以來，陸續出版了大型系列古籍叢書，影印的有《中醫珍本叢書》《文淵閣四庫全書醫家類》《北京大學圖書館館藏善本醫書》《海外回歸中醫古籍善本集萃》《中醫古籍孤本大全》等，自出版后廣受學界和藏書機構歡迎。實踐證明，以影印爲基礎進行文獻開發，不僅符合學術研究和收藏需要，而且操作性更强，對促進文獻批露意義重大。

在編輯過程中，我們遵循《古醫籍稀見版本影印存真文庫》的編輯規範，進行了嚴格地查重，并查核原書，爲每種圖書制作了新的書名頁，重新編目，讓讀者一目了然。爲了讓讀者真真切切感受古籍的原汁原味，我們對前言和目録均採用繁體竪排形式。需要説明的是，所收珍本中有缺卷或缺頁的情况，由於這些珍本基本上没有復本，我們没有進行配補，僅作了相應的標注，也留下了些許遺憾，敬請廣大讀者諒解。

中醫古籍出版社

二零一五年九月

前言

《傷寒六書纂要辨疑》四卷，原書扉頁做《太醫院纂要陶節庵傷寒六書》，明童養學（壯吾）纂輯。童氏認為陶節庵《傷寒六書》辨陰陽有徑，表裏有症，虛實有脈，臨病制方服藥有法井井乎有條，且辨叔和之謬，正無己之訛，足補仲景書之未備。惜其立論見之《瑣言》者，復見之《家秘》，見之《續言》，見之《截江》，見之《槌法》，不免層見疊出。由於陶氏六書成非一時，故有重複及後先倒置之處，因此，在原書基礎上去其繁蕪，補其闕略，删繁就簡，重為詮次而成本書。

本書流傳甚少，據一九六一年出版之《中國圖書館聯合目録》著録，國内刻本僅存四部，中國中醫科學院館藏有明崇禎五年（一六三三）壬申金陵原版（附《傷寒活人指掌補注辨疑》三卷）。唯原書印刷較晚，版已漫漶，卷二尚缺一頁，其内容為『三陽傳變論』後半段，『三陰無傳經論』

『陰症論』全篇及『陰毒論』篇目，現據清嘉慶二年（一七九七）丁巳刻本補抄，俾成全帙。

《傷寒活人指掌補注辨疑》（原書序文作《傷寒補注辨疑》）三卷，童氏以元·吳恕《傷寒活人指掌圖》『不論天時，不查虛實，不分感冒，直以麻黄桂枝治冬月之正傷寒者，通治三時之寒』；又以直中混傳經，雜病混傷寒，論證用藥多有錯亂，因而為之補注辨疑。卷一卷二系據吳書『活人指掌賦』分句詳析，卷一論述六經傳變之正傷寒，卷二論述傷寒變為雜病者，其卷二論及諸方則列之卷三。原書缺序文最後一頁，現據大樑周氏醉畊堂刻本補抄。

童養學，字壯吾，福州人。生卒年月及生平事蹟無可考。

現據中國中醫科學院圖書館藏明崇禎五年金陵原版影印。付印前另編目録，以便於檢索。

中醫古籍出版社

目録

傷寒活人指掌補注辨疑

太醫院纂要陶節菴傷寒六書

金陵原板

六書纂要辨疑序

余嘗苦夫傷寒者苦無至景之書傳世已久遺帙頗多不可為要也審矣嗣是與叔和之詮次未免言鑿然無已之註釋並無正訛可為要乎即古之靈神見徽九

天學貫于古今能不各抒至性矣但專内傷者不专外感專傷暑者不专傷寒可爲要乎惟陶氏之六書要矣辨陰陽有經表裏有虚虚實有脉臨病製方服藥有法井、乎有條且辨叔和之謬正無己之訛足補仲景書之未備惜其立論見之瑣言者復見之家秘見之續言見之截江見之提金見之槌法不免屢見疊出此蓋要而未集雜而未明也余葺下闈十有餘載集至書矣有完本初集矣再集矣至

集猶未確也及見中吾劉先生之
集乃欲發四北集真爲約要韻猶
仍六書之舊戰汗之條未載痦緒
之症多舛又爲集之闕與余從而
纂之辨之去其繁蕪補其闕畧剖
真正訛而纂要辨疑明斷于是求

登梓於趙師有光號劍南福州人師復云
此一集也真仁者壽世之術善心
極矣彼蒼有知諒不令善心之人
至於湮沒知言哉知言哉
崇禎五年季冬月望日
邵武縣儒學訓導童養學題

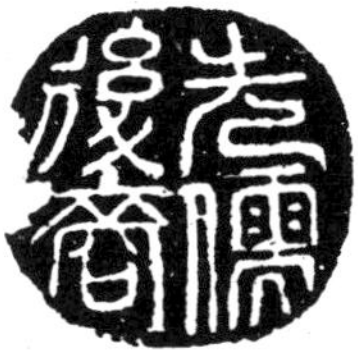

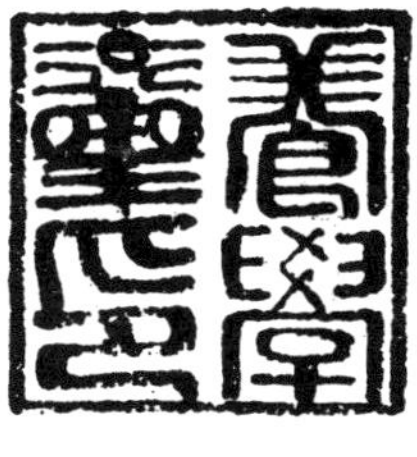

新刻傷寒六書纂要

首卷

三卷

濕温　風温

温毒中暍　發熱

頭痛　項強

惡寒　惡風

背惡寒　寒熱

潮熱　似瘧

無汗　自汗

戰汗　頭汗

手足汗　盜汗

煩熱　煩燥

懊憹　身痛

拘急　咳嗽

喘　氣逆

短氣　口乾

渴　胸脇滿

結胸　痞

腹滿　腹痛

小腹滿　嘔吐

心悸　發黄
發斑　發狂
肉瞤筋惕　怫鬱
瘥後昏沉　勞復食復
動氣　不仁
陰陽易陰陽交　不眠
多眠　瘈瘲
二痓　戰慄
霍亂　百合

柴胡雙解散　桂枝大黄湯

加味理中湯　茵陳將軍湯

導赤散　六乙順氣湯

如神白虎湯　三黄石羔湯

三黄巨勝湯　冲和靈寶飲

蕘花承氣對子　消斑青黛散

生地芩連湯　加味犀角地黄湯

回陽救急湯　回陽返本湯

溫經益元散　柴胡百合湯

續補七方

新刻傷寒六書纂要辨疑卷之一

邵武縣學訓導　童養學壯吾父　纂輯

本庠　余　璟景玉父　較閱

啟蒙論

凡初學醫者，先熟藥性，次明經絡，再識病名，講解脉理，以証其所生之病，乃可為醫。病家云：發熱惡寒，頭項痛，腰脊強，則知病在太陽經也。身熱目痛，鼻乾不得眠，則知病在陽明經也。胸脇痛耳聾，口苦舌乾，往來寒熱而嘔，則知病在少陽經也。腹痛咽乾，手足自溫，或自利不渴，或腹滿時痛則知病在太陰經也引衣踡卧惡寒或舌乾口燥則知病在少陰經也煩滿囊縮則知病在厥陰經也潮熱自汗譫語發渴不惡寒反惡熱揭去衣被揚手擲足或發斑黃狂亂五六日不大便則知病在正陽明胃腑也設若脉症不明誤用麻黄令人汗多亡陽誤用承氣令人大便不禁誤用姜附令人失血發狂正爲寒凉耗其胃氣辛熱損其汗液燥熱助其邪熱庸醫殺人莫此爲甚蓋傷寒之邪實無定體或入陽經氣分則太陽爲首其脉必浮輕手便得或入陰經血分則少陰爲先其脉必沉重手方得浮而有

力無力則知表之虛實沉而有力無力則知裏之寒熱中而有力無力則知表裏緩急脉有(浮)(沉)(虛)(實)症乃傳變不常治之之法先分表裏寒熱陰陽虛實標本先病爲本次病爲標先治其急者此爲上工問症以知其外察脉以知其內全在活法不可拘於日數但見太陽症在直攻太陽見少陰症在直攻少陰見真寒症在直救真寒此爲活法若同而異者明之似實而非者辨之在表者汗之散之在裏者下之利之在上者因而越之下陷者升而舉之從乎中者和解之直中陰經者溫補之若解表不開不可攻裏

日數雖多再宜發汗此事不明攻之為逆經云一逆尚引日再逆促命期若表証解而裏症具者不可攻表日數雖少急當下之此事不明禍如反掌經曰邪熱未除復加燥熱抱薪救火矣如直中陰經真寒症無熱惡寒不渴急宜溫補切禁寒凉此事不明殺人甚速陰症似陽者溫之真陰症本無熱反發熱有似陽症者法當溫之陽症似陰者下之傷寒亦有本熱陽症傳入三陰本當發熱不發熱反惡寒亦似陰症者法當下之陽毒者分輕重下之陰毒者分緩急溫之陽狂者下之陰厥者溫之濕熱發黃者利之下之血症發黃者清之下之發斑者消之利之譫語者下之溫

之痞滿者消之瀉之結胸者解之下之太陽證似少陰者汗之少陰症似太陽者溫之（傷寒先入太陽陰症直中少陰此言少陰直中證也非傳經之少陰也）衂血者解之止之發喘者汗之下之咳嗽者利之解之正傷寒者大汗之大下之感冒暴寒者微汗之微下之勞力感寒者溫散之溫極病者微解之大下之此經常之大法也有病一經已用熱藥而又用寒藥如少陰症用白虎湯四逆散寒藥者少陰症用四逆湯真武湯熱藥者庸醫狐疑莫能措手不知寒藥治少陰乃傳經熱症也熱藥治少陰乃直中陰經之寒症也辨名定經明脉識證驗

症用藥辛熱之劑投之不差寒凉之藥用之必當病奚逆乎須分輕重緩急老少虛實久病新發婦人胎產室女經水治各不同久病者過經不解壞症也新發者始病也老者血氣衰少者血氣壯緩者病之輕急者病之重寒藥熱服熱藥凉服中和之劑溫而服之雖曰發蒙實登仲景之階梯也晚病小子尚其勖之

辯張仲景傷寒方論

或問曰仲景立法之祖也今觀桂枝麻黃二湯服之而愈者纔一二不愈而變重者常八九何如荅曰善哉問經云

冬氣嚴寒，萬類潛藏，君子固密，不傷於寒，體虛之人觸冒之者，乃名傷寒耳。其傷於四時之氣，皆能為病，而傷寒為毒者，以其最成殺厲之氣，中而即病，名曰傷寒；不即病者，寒毒藏於肌膚，至春變為溫病，夏變為暑病。暑病者，熱極重於溫也。以此言之，傷寒者乃冬時感寒即病之名，桂枝、麻黃二湯為當時傷寒設，與過時溫暑者何預焉？夫受病之原則同，故均謂之傷寒，所發之時既異，治之則不可混也。夫春溫夏熱秋涼冬寒者，四時之正氣，風亦因之而成溫涼寒熱也。故氣候嚴寒，風亦凛烈；天道和煦，風亦溫暖；冬時腎與膀胱用事。水冰地凍。風寒相傳。人觸冒之腠理閉塞乃有惡風惡寒之症其餘時月則無此症也仲景知傷寒非比他病可緩故特詳於此書不幸書傳久遠遺帙頗多晉太醫令王叔和得於散亡之餘詮次流傳未免穿鑿成無已順文註釋並無正誤之言以致將冬時傷寒之方通解溫暑遺禍無窮蓋傷寒之初中人必先入表表者何即足太陽寒水之經此經行身之後自頭貫脊乃有頭痛脊強惡寒之症在他經則無此症矣況此經乃一身之綱維爲諸陽之主氣治之一差變不可勝言矣故宜二湯發散表中寒邪若以此湯通治溫暑之病則誤矣曰邪之在表爲太陽經也一經有二藥之分又何如曰在經雖一而榮衛之傷則殊寒傷榮症乃惡寒發熱而無汗其脉浮緊浮爲在表緊爲惡寒宜麻黃輕揚之劑發之寒邪退而汗出表和而愈矣風傷衛衛傷則自汗緣太陽受風不能衛護腠理疏而汗泄脉見浮緩宜桂枝辛溫之劑解之腠理閉而汗止表和而愈矣又有榮衛俱傷者二湯難用也故設大青龍湯然此藥大峻非庸俗所識也曰溫暑既無方治之奈何脉症與傷寒何以別曰溫暑雖殊亦冬時感受

寒邪而不即散伏藏人身歷二三時之久天道大變寒化爲熱人在氣交之中亦隨天地之氣而化治之之方亦因時用辛凉苦寒之藥安得與用冬時辛溫之方乎夫溫病欲出值天時和煦自內達表脉反見於右關不浮緊而微數曰惡寒否乎曰傷寒自冬月風寒而成外則有惡風惡寒之症既名爲溫則無此症矣曰子之言何據乎曰經云太陽病發熱不惡寒而渴者溫病也不惡寒則病非因外來渴則自內達表曰春夏之病亦有頭痛惡寒脉浮緊者何也曰此非冬時所受之寒乃冒非時暴寒之氣耳或溫

暑將發又受暴寒雖有惡寒脉浮之症未若冬時之甚也
宜辛凉之藥以通其內外而觧之斷不可用桂枝之劑矣
且傷寒之在三陽則爲熱邪既傳三陰則爲陰症矣陰症
法以熱治固其宜也三陰篇以四逆散凉藥治四逆大承
氣治少陰何耶嗚呼此王叔和以殘缺之經作全書詮次
將傳經陰症與直中陰經之陰症混同立論所以遺禍至
今未已也姑畧陳之蓋風寒之初中人也入於陽則太陽
爲之首入於陰則少陰爲之先或入於陰或入於陽皆無
定体非但始太陽終厥陰也或自太陽始日傳一經一日

太陽。二日少陽。三日陽明。四日少陰。五日太陰。六日厥陰。六日至厥陰邪氣衰不傳而愈者。或有不能再傳者。或有間經而傳者。或有傳至二三經而止者。或有始終只在一經者。或有越經而傳者。或有初入太陽不作鬱熱便入少陰而成真陰症者。或有直中陰經而成寒症者。或有症變者。或有脉變者。或有取症不取脉者。或有取脉不取症者。緣經無明文。後人有妄治之失。夫自三陽傳次三陰之陰症。外雖有厥逆。內則熱邪耳。若不發熱。四肢便厥冷而惡寒者。此則直中陰經之寒症也。盖太陽受邪。行盡三陽氣

分傳次三陰血分則熱入深矣熱入既深表雖厥冷真熱
邪也經云亢則害承乃制熱極反兼寒化也若先熱後厥
者傳經之陰症也經云厥深熱亦深厥微熱亦微是也故
宜四逆散承氣湯看微甚而治之如初病便厥但寒無熱
此則直中陰經之寒症也急宜四逆輩以溫之經云發熱
惡寒者發於陽乃傳經之傷寒也無熱惡寒者發於陰乃
直中之陰症也傷寒又有日傳二經為兩感者傳經未終
而斃矣傷中不同溫涼迥異可槩治乎日嘗讀劉守真書
云傷寒無陰症人傷於寒則為熱病熱病乃汗病也汗病

乃陽氣也又遍考靈樞諸書並無陰症陰症乃雜病也故和誤入之耳守眞私淑仲景者而議論之異何耶曰守眞因傷寒論以桂枝麻黃湯通治溫暑之誤而有是說故叮嚀云天道溫熱之時用桂枝湯必加涼藥於其中免致黃生斑出之患著卻此湯爲冬時即病之傷寒設不爲過時之溫暑設則無此論矣觀其晚年悟道著病機保命集其中用羌活湯辛涼之藥以治非時傷寒其妙如神是可補仲景之遺亡見何高哉夫內經言傷寒爲熱病而無寒者語其常也仲景之論有寒有熱者言其變也合常變而無

道所謂並行不悖而反相爲用也此所以爲萬世醫家之準繩歟

傷寒論

嘗觀庸醫治傷寒一二日不問屬虛屬實便用麻黄桂枝之類汗之三四日不問在經在腑便用柴胡之類和之五六日不問在表在裏便用承氣之類下之以致内外俱虛變證蜂起大抵病人表裏虛實不同邪之傳變亦異豈可以日數拘哉故善治病者在得其傳受但見太陽症直攻太陽見少陰症直攻少陰耳仲景又云日數雖多但有表

症而脈(浮)者尤宜汗之日數雖少但有裏症而脈沉者日
尤宜下之切不可拘定一二日發表三四
和解五六日方下之說務俾審脈驗症辨名定經方可下
乎真知其為表邪而汗之真知其為裏邪而下之真知其
為直中而溫之如此而汗如彼而下又如彼而溫桂枝承
氣投之不差姜附理中發而必當庶無實實虛虛之誤矣
仲景取方立論甚嚴曰可溫曰可汗曰可下曰和解曰急
下曰急溫曰少與與夫先溫其裏乃攻其表先解其表乃
攻其裏得其綱領不難矣嘆夫常病用常法誰人不知設
有感冒非時暴寒而誤作正傷寒者有勞力感寒誤作真

傷寒者。有雜症類傷風誤認作傷寒者。有直中陰經真寒症。誤作傳經之熱症者。有溫熱誤作傷寒者。有暑症誤作傷寒者。有如狂認作發狂者。有血症發黃誤作濕熱發黃者。有蚘迹認作發斑者。有動陰血認作鼻衄者。有譫語認作狂言者。有獨語認作鄭聲者。有女勞復認作陰陽易者。有短氣誤作發喘者。有痞滿認作結胸者。有心下硬痛下利純清水而俗呼為漏底者。有噦而誤認乾嘔者。有併病而認作合病者。有正陽明腑病而認作陽明經病者。有太陽症無脉而認作死症者。有裏惡寒誤作表惡寒者。有表熱誤作裏熱者有陰症發燥誤作陽症者有少陰症發熱而誤作太陽症者有標本全不曉者比比然也若不能明症脉因病立方但同庸俗一槩妄治此殺人不用刃耳戒之戒之

脉要上

或問曰治傷寒先明脉症脉症不明取方無法夫脉之一字實先天後天之造化何爲先天何爲後天何爲脉也答曰人之陰陽即爲先天人之血氣即爲後天脉者非血非氣乃氣血之先即榮衛之道路也故持脉之要曰舉曰按

曰尋。三字不明。則表裏虛實。何以別之。曰持脉者。輕手尋之曰舉。重手取之曰按。不輕不重委曲求之曰尋。初持輕手候之脉見皮膚之間。便得曰浮。是太陽經脉也。有力者。主寒邪在表無汗。爲寒傷榮血。表實者宜汗之。無力者主風邪在表有汗。爲風傷衛氣。表虛者宜實之。重手候之脉。附於肌肉之下。筋骨之間而得曰沉。是三陰經脉也。三陰經俱是沉脉。妙在指下有力無力中分。有力者主熱邪在裏。爲裏實宜下之。無力者主寒邪中裏。爲裏虛宜溫之。不輕重中而取之脉應於血肉之間。陰陽相半得之曰中。若見微洪是陽明經脉也主邪在表多裏少宜解肌若見弦數是少陽經脉也主邪在半表半裏宜和解蓋陰陽表裏虛實寒熱俱在浮中沉三脉有力無力中分有力者為陽為實為熱無力者為陰為虛為寒若浮中沉之不見則委曲求之若隱若見則陰陽伏匿之脉也三部皆然曰若君之了然非庸俗能識也然三脉中有進退焉有伏脉焉有可解不可解焉有欲至焉有燥亂焉請條言之曰脉大者為病進大則邪氣勝而正氣無權脉緩者為邪退緩則胃氣和而邪氣無條何謂伏脉一手無脉曰單伏兩手無脉曰

雙伏若病初起頭痛發熱惡寒而脉伏者緣陰邪附於陽中不得越發此欲汗而當攻之使邪氣退而正氣復脉自至而病自除如欲雨則天鬱熱晴霽天乃反涼可見若七八日以來別無刑剋症候或昏冒不知人事或脉全無者此欲汗而勿攻之如六合陰晦雨後庶物皆甦換陽之吉兆也何謂可煞不可解脉浮緊在表者以汗解之脉沉實在裏者以下解之脉沉遲而無力者以溫解之然又有浮宜下沉宜汗者其故何也曰浮而下者因大便難也設使大便不難豈敢下乎沉而汗者因表有熱也設使身不發

熱負散汗乎何謂欲至如寒邪在中陰經溫之而斷續者直
為欲至何謂燥亂因汗下後脉當靜今反盛者曰燥亂大
凶之兆也客問之欣然起謝

脉要下

傷寒之病非比雜科脉理精微甚所難明原傷寒之脉浮
大動數滑為陽沉濇弱弦微為陰其弦緊浮滑沉濇六者
為殘賊之脉故諸脉作病夫春弦夏洪秋毛冬石土緩為
四時之正脉浮沉遲數為客主左為人迎右為氣口呼出
心肺為陽吸入肾肝為陰一呼一吸為一息寸曰為陽尺

浮為陰中為關外陽主氣陰主血血為榮氣為衛寒則傷榮風則傷衛理自然也蓋傷寒之病從淺入深先入皮膚肌肉次入筋骨腸胃專以浮中沉遲數辨其陰陽寒熱及表裏虛實而斷之諸浮為在表屬陽諸沉為在裏屬陰諸遲為在臟屬寒諸數為在腑屬熱雜病以弦為陽傷寒以弦為陰雜病以緩為弱傷寒以緩為和傷寒以大為病進以緩為邪退以緩為胃脉有胃氣曰生胃氣少曰病無胃氣曰死傷寒病中有神脉如脉中有力即為有神神者氣血之先也寸口陽脉中或見沉細無力者為陽中伏陰尺

部陰脉中或見沉數有力者為陰中伏陽寸口數大有力為重陽尺部微而無力為重陰寸口細微如絲為脫陽尺部細微無力為脫陰寸脉浮而有力主寒邪表實宜汗浮而無力主風邪表虛宜實尺部沉而有力主陽邪在裏為實宜下無力主陰邪在裏為虛宜溫寸脉弱而無力切忌發汗尺脉弱而無力切忌輕下初按來疾去遲名曰內虛外實去疾來遲名曰內實外虛尺寸俱同名曰緩緩者和而生也寸關尺大小浮沉遲數同等者此陰陽和平雖病當愈汗下後脉靜者生燥亂身熱者死乃邪氣勝也溫之

後脉來欲止者正氣脫而不復生也純弦之脉名曰負者死按之解索名曰陰陽離散者死陰病見陽脉者生陽病見陰脉者死寸脉下不至關爲陽絶尺脉上不至關爲陰絶此皆不治脉來藹藹如車蓋者名曰陽結脉來纍纍如循長竿者名曰陰結脉瞥瞥如羹上肥者名曰陽氣微脉縈縈如蜘蛛絲者名曰陰氣衰脉綿綿如瀉漆之絶者亡其血脉來緩時一止復來者名曰結脉來數時一止復來者名曰促陽盛則促陰盛則結此皆病脉

陰陽表裏脉症論

傷寒汗下溫之法最不可輕據脉以驗症問症而對脉太陽者陽症之表也陽明者陽症之裏也少陽者二陽三陰之間太陰少陰厥陰又居於裏總謂之陰症也發於外則太陽爲之首發於內則少陰爲之先太陽惡寒少陰亦惡寒但太陽之脉多浮少陰之脉沉細與他症狀自異發熱惡寒身体疼痛或自汗或無汗是爲表症可汗不惡寒反惡熱口燥咽乾壯熱腹滿小便如常大便秘結是爲裏症可下厥冷蜷拳自利煩燥而無身熱頭痛是爲陰症可溫浮洪緊數此表病之脉沉實滑數此裏病之脉微細緩弱

此陰病之脉在表者邪傳於榮衛之間在裏者邪入於胃腑之內胃腑之下少陽若焉君傳之陰則爲邪氣入臟矣夫榮與衛固爲表也胃腑亦可以爲表然以腑臟而分表裏則在腑爲之表在臟爲之裏若合榮衛腑臟而分之則表者榮衛之所行裏者胃腑之所主而臟則又深於裏矣審脉問症辨名定經方可用藥大抵治傷寒有法投劑少差死生立見可不慎哉經云傷寒六七日目中不了了無表症脉雖(浮)亦有可下者少陰病二三日無裏症亦有可汗者陰症四逆法當用溫而四逆散性寒豈可用乎曰醫

在九流之中非員机之士不足爲也脉雖浮而亦有可下者無表症六七日不大便借使大便不難其敢輕下乎少陰病亦有發汗者少陰本無熱反發熱而表猶未解故用温藥微取其汗也借使身不發熱其敢輕汗乎四逆湯用姜附四逆散用枳柴一寒一熱並主四逆固不侔矣然傳經之邪與陰經受邪初病便厥者不同四逆散用藥寒主先陽後陰也四逆湯用藥熱主陽不足而陰有餘也至於陽極發厥陰極發燥陰症似陽陽症似陰差之毫厘謬以千里學者當深思之

傷寒脉証指法

夫風寒初入或先太陽寒水之經此經本寒標熱便有惡風惡寒頭痛脊强發熱之症若在他經則無此症矣若無頭痛惡寒脉又不浮此爲表症罷而在中者何即半表半裏之間乃陽明少陽之分也葢二經不從標本從乎中也過此則邪入裏爲熱實脉不浮而沉按至筋骨之間方得如脉來沉實有力外症則不惡風寒而反惡熱譫語大渴或潮熱自汗或揚手擲足揭去衣被五六日不大便是邪熱傳入胃腑屬裏而有燥屎也宜大柴胡湯下之而愈

矣若脉來沉遲無力此爲直中陰經真寒症之陰脉其症無頭痛無身熱初起怕寒手足厥冷或戰慄踡卧不渴或腹疼嘔吐泄瀉或口出涎沫面如刀刮乃陰經自中之寒不從陽經傳入故不在傳經熱症治例更當看外症如何若腹滿咽乾屬太陰舌乾口燥屬少陰煩滿囊縮屬厥陰此三者俱是陽經傳入陰經之熱症脉沉實有力急當攻裏下之如下後利不止身疼痛脉反沉細無力又當救裏溫之此權變之法也三陰傳經熱症與三陰直中寒症脉雖沉而有力無力要當分别證異而治各不同矣今將浮

中沉三脈列其於左使因脈以知症緣症以明治庶可以
爲後人之法程云

浮脈形狀指法主病

浮初排指於皮膚之上輕手按之便得曰浮此爲寒邪初
入足太陽經病在表之標可發而去之雖然治之則有
二焉寒傷榮則無汗惡寒用麻黃湯風傷衛則有汗惡
風用桂枝湯一通一塞不可同也

浮緊有力無汗惡寒頭項痛腰脊強發熱此爲傷寒在表
表實宜發表冬用麻黃湯春夏秋用羌活沖和湯一方

去地黃加紫蘇藿香渴加石羔知母無渴不必加

浮緩無力有汗惡風頭項痛腰脊強發熱此爲傷風在表表虛宜實表冬用桂枝湯餘三時用加減冲和湯腹痛小建中湯甚者加[illegible]大黃湯止汗退邪必加凉藥於中免斑出黃生之患此謂無伐天和也

中脈形狀指法主病

中畧重指按至皮膚之下肌骨之間乃得曰中謂之半表半裏症也然亦有之焉叅陽明少陽二經不從標本從乎中也

長而有力即微洪脉也此爲陽明在經其症微有頭疼眼眶痛鼻乾不得眠發熱無汗用葛根解肌湯若渴而有汗不解或經汗過渴不解者用白虎湯加人參無渴不可服此藥爲大忌

弦而數此爲少陽經脉其症胸脇痛耳聾寒熱嘔而口苦兩陽交中故名曰少陽供用小柴胡湯加減或兩經合病則脉弦而長此湯加葛根芍藥緣膽無出入有三禁止宜和解表裏

沉脉形狀指法主病

沉重指按至肌肉之下。筋骨之間。此爲沉脉。亦有二焉。陰陽寒熱。在沉脉中分。若沉而有力則爲陽爲熱。沉而無力則爲陰爲寒也。

沉數有力則爲陽明之本。表証解而熱入於裏。惡寒頭疼悉除。反覺怕熱。欲揭衣被。揚手擲足。是譫語狂妄燥渴。或潮熱自汗。五六日不大便。輕則大柴胡湯。重則三承氣湯選用。泄去胃中燥屎則愈。

沉遲無力。爲寒。外症無身熱。無頭痛。不渴。初起怕寒。厥冷踡卧。兼或腹滿腹痛。吐瀉。或戰慄。面如刀刮。或口吐白

沫冷涎或小便淸白或大小腹痛皆是陰經自中眞寒症輕則理中湯重則姜附四逆湯溫之

傷寒至沉脉方分陰陽仔細体認下藥不可造次倘有差失咎將歸已悔無及矣

九診脉須分三部九候每部必先浮診三候候三動也中診三候沉診三候三三而成九候然後知病之深淺表裏以爲施治之標的明脉識症辯名定經得心應指如此而治無枉死者矣若脉症不明處方無法任妄行醫視人命如草芥他日不受天殃吾不信也

三陰三陽經脉証

仲景云。尺寸俱(浮)者。太陽受病也。當一二日發。以其脉上連風府。故頭項痛腰脊强。傷寒則發熱惡寒。傷風則鼻塞惡風。然傷風有汗。傷寒無汗。

尺寸俱(長)者。陽明受病也。當二三日發。以其脉夾鼻絡於目。故身熱目痛鼻乾不得卧。又曰不惡寒。而作渴。爲在經。不惡寒。反惡熱。自汗出。大便難。爲在腑。

尺寸俱(弦)者。少陽受病也。當三四日發。以其脉循脇絡於耳。故胸脇痛而耳聾。口苦咽乾。目眩。往來寒熱而嘔。

此三經皆受病未入於腑者。可汗而已。

尺寸俱(沉)(細)者。太陰受病也。當四五日發。以其脉布胃中絡於嗌。故腹滿而咽乾。直中者。或腹痛自利不渴。

尺寸俱(沉)者。少陰受病也。當五六日發。以其脉貫腎絡於肺繫舌本。故口燥舌乾而渴。直中者。則惡寒。口中和。嘿欲寐。腹痛。或咽痛。

尺寸俱(微)(緩)者。厥陰受病也。當六七日發。以其脉循陰器絡於肝。故煩滿囊縮。直中者。則脣青舌卷。筋急不欲食。或吐蛔。

此三經皆受病。已入於腑者可下。直中者可溫。

已上三陰之症。乃自陽經傳來。故宜下。非若陰經自中之寒。則為真陰症也。宜用四逆之類。脉（微）（浮）為欲愈。不（浮）為未愈。小建中湯。脉（沉）（絃）者。囊必縮。為毒氣入臟。承氣湯下之。利不止。四逆湯溫之。

太陽經見証法

頭項痛。腰脊強。發熱惡寒。是足太陽膀胱經受症。假如先起惡寒者。本病。已後發熱者。標病。然是經非發汗則不能愈。若有一毫頭痛惡寒。身熱。不拘日數多少。便宜發

散自然熱退身涼有何變症

陽明經見証法

目痛鼻乾不眠微惡寒者是足陽明胃經受症然足經非通泄不能痊必用大黃芒硝以疎利陽熱假令先起目痛惡寒身熱者陽明經本病也後潮熱自汗譫語發渴大便實者正陽明胃腑標病本宜解肌標宜急下當以脈消息之脈見微洪有力為經病沉數有力為腑病

少陽經見症法

耳聾脇痛寒熱嘔而口苦是足少陽膽經受症假如先起

惡寒身熱耳聾脇痛者本病已後嘔而舌乾口苦者標病緣膽無出入病在半表半裏之間止宜小柴胡湯加減小柴胡能利能汗和解表裏再無别湯若治之得法有何壞症

已上三陽經用藥俱載於前不復重錄

太陰經見症法

腹滿自利津不到咽手足温者是足太陰脾經受症假如先起腹滿咽乾者本病已後身目黄者標病至陰經則難拘定法或可温或可下當分直中者寒症傳經者熱

症。腹蒲咽乾發黄者。屬臓熱。自利不渴。或嘔吐者。屬臓寒。

本經用藥法

太陰脾土惟惡寒濕。非乾姜白术不能燥濕。如腹滿咽乾。手足温。腹痛身無熱。脉沉有力者。是熱邪傳人太陰裏症也。宜加减桂枝大黄湯下之。如腹蒲自利不渴。或嘔吐惡寒。手足厥冷。脉沉無力者。是太陰自受寒症也。非從三陽經傳入者。宜加减理中湯。重則回陽急救湯温之。

少陰經見症法

舌乾口燥是足少陰腎經受病假如先起舌乾口燥者本病已後譫語大便實者標病六經中惟此一經難治大要以口燥而渴大便實脉實有力者知其熱傳經之少陰也嘔吐瀉利不渴脉沉遲無力者知其寒宜中之少陰也

本經用藥法

此經惟惡寒燥非附子不能溫潤如口燥咽乾渴而譫語大便實或遶臍硬痛或下利純清水心下硬痛脉來沉實有力者是邪熱傳入少陰裏症也急用六一順氣湯

三承氣湯分輕重下之如身無熱惡寒厥冷踡卧不滿或腹痛嘔吐瀉利沉重或陰毒手指甲唇青嘔逆絞痛身如被杖面如刀刮戰慄脈來（沉遲）（無力）者是少陰直中真寒症也宜用回陽急救湯溫之

厥陰經見症法

煩滿囊拳者是足厥陰肝經受症假如先起消渴煩滿者本病已後舌踡囊縮者標病亦有寒熱兩端不可槩作熱治大要煩滿囊拳消渴者屬熱口吐涎沫不渴厥冷者屬寒若似瘧不嘔清便者必自愈

本經用藥法

此經藏血榮筋，非芍藥甘草不能滋養。如消渴煩滿，舌捲囊縮，大便實，手足乍冷乍溫，脉來沉實者，外雖微冷，內有實熱，是熱邪傳入厥陰之症也，宜用承氣湯下之。如口吐涎沫，或四肢厥冷，不溫過乎肘膝，不渴，小腹絞痛，嘔逆自利，怕寒肢痛，小便清利，脉來沉遲者，是厥陰中眞寒症也，急用茱萸四逆湯溫之，即回陽救急湯，有加減法。

合病併病論

潘嗣真曰愚嘗疑合病併病之難明也久矣今始擇之合病者二陽經或三陽經同受病病之不傳者也併病者一陽經先病又過一經病之傳者也且如太陽陽明併病一症若併而未盡是傳之未過尚有表症仲景所謂太陽症不罷面色赤陽氣怫鬱在表不得發越煩燥短氣是也猶當汗之麻黄桂枝各半湯若併之巳盡是爲傳過仲景所謂太陽症罷潮熱手足汗出大便硬而譫語者是也法當下之以承氣湯是知傳則入腑不傳則不入腑所以仲景論太陽陽明合病止出三症如前於

太陽陽明併病則言其有傳变如此也又三陽互相合病皆自下利仲景謂太陽陽明合病則主以葛根湯太陽少陽合病主以黃芩湯少陽陽明合病主以承氣湯至於太陽少陽併病其症頭項強痛目眩如結胸心下痞硬當刺大椎肺腧肝腧不可汗下但三陽合病仲景無背強惡寒語句雖別有口燥渴心煩背微惡寒乃屬太陽症而非三陽合病也三陽若與三陰合病卽是兩感所以三陰無合病例也

三陽合病

太陽陽明者。本太陽病。若汗若下。若利小便。無津液。胃中燥。轉屬陽明。大便難。爲脾約是也。若惡寒。升麻葛根湯。不惡寒。反惡熱。白虎湯。譫語者。調胃承氣湯。喘而胸滿者。不可下。麻黄湯。

太陽少陽者。本太陽病。不解。轉入少陽。頭項強急。脇下硬滿。乾嘔不能食。目眩。往來寒熱。脉沉緊者。小柴胡湯

少陽陽明者。本少陽病。因發汗利小便後。胃中燥實。大便難。屬調胃承氣湯。

正陽陽明者。乃胃家風盛。氣實也。大柴胡湯。大小承氣湯。

選用、

三陽合病。腹滿身重。難以轉側。譫語遺尿。口中不仁。白虎湯。口乾舌燥不仁。背惡寒。同太陽陽明。少陽陽明正陽陽明。無表症者。俱可下。惟惡寒者。為太陽陽明合病。表過經為屬表。可發汗。蓋在經則汗。過經則下也。

陽明少陽合病。必下利。其脉不負者順。負者逆也。互相尅賊。名曰負。脉滑而數者。有宿食也。當下之。大承氣湯

風傷衛寒傷榮辯

風則傷衛氣。寒則傷榮血者。緣氣本屬陽。風屬陽。陽則從

陽。故傷衛氣陽。主開泄皆。令自汗故用桂枝湯辛甘温之劑。以實表血。本屬陰。寒。屬陰陰。則從陰故傷營血陰。主閉藏。皆令無汗。故用麻黃湯輕揚之劑以發表。正所謂水流濕而火就燥。雲從龍。而風從虎。各從其類者是也。

時行爲病論

時行者。春應暖而反大寒。夏應熱而反大凉。秋應凉而反大熱。冬。應寒而反大温。此非其時而有其氣。是以一歲之中。長幼病多相似。此皆時行不正之氣使然。名曰疫病。春感寒邪在肝。升麻葛根解肌湯。夏感寒邪在心。調中益氣湯。秋感濕邪在肺。白虎加蒼朮湯。發黃茵陳五苓散。冬感寒邪在腎名曰冬溫。栝蔞湯。瘟疫通用人參敗毒散

春分以至秋分節前。天有暴寒者。皆為時行寒疫。宜用升麻葛根湯。

又有四時之正氣本邪為病。如春傷於風。夏必發泄。夏傷於暑秋必瘧痢。秋傷於溫。冬必咳嗽。冬傷於寒。春必溫病。皆當處脉看症按時令而治之。

傷寒不拘日數論

初得傷寒，一二日至十三日，若有一毫頭痛惡寒者，每日如此。不論日數多少，尚有表症未解，猶當微汗，不可攻裏。若攻之，則爲結胸等症。

一二日頭痛惡寒，皆除，便覺胸中逆脇痛，腹滿悶，大便閉渴，而不惡寒，返怕熱，潮熱自汗，譫語揭去衣被，揚手擲足，發狂，脉沉有力，是熱入裏也。不拘日數，便可用通利下藥無疑。

五六日但頭汗出，身無汗，齊頸而還，小便自利，渴飲水漿此瘀血症也。宜犀角地黄湯、桃仁承氣湯、抵當湯。看上下虛實。犀角地黄湯治上，桃仁承氣湯治中，抵當湯丸治下。

七八日未得汗，大便閉，發黄生斑，譫語而渴，越婢桃仁湯主之

八九日已經汗下，脉尚洪數，兩目如火，五心煩熱，狂叫欲走，三黄石羔湯主之

傷寒識症内外辯

大抵治傷寒，必須識症，先察陰陽表裏虛實寒熱，親切後

審汗吐下溫和解之法治之庶無差誤
先看兩目如月皆黃必爲欲愈之病眼胞忽陷目睛直視
者難治開目欲見人屬陽閉目不欲見人屬陰目睛不
明神水已竭不能照物者難治
次看口舌有無胎狀如見舌滑白色者邪未入裏屬半表
半裏症爲熱宜小柴胡和解舌上黃胎者胃腑邪熱甚
也宜下之調胃承氣湯大便燥實脉沉有力而大渴者
方可下便不實脉不沉微渴者未可下宜小柴胡湯舌
上黑胎生芒刺者是邪熱已極腎水尅心火十有九死

急用大承氣湯下之無疑

又次以手按其心胸至小腹有無痛處若按之當心下硬痛手不可近燥渴譫語大便實脈來沉實有力為結胸症急用大陷胸湯加枳殼下之量人元氣虛實宜從緩治若按之心胸雖滿悶不痛尚為在表未入乎腑乃邪氣填乎胸中小柴胡加枳桔以治其悶如未效本方對小陷胸一服如神若按之當心下脹滿而不痛者宜瀉心湯加枳桔治痞滿若按之小腹痛小水自利大便黑或身黃譫語燥渴脈沉實者為畜血桃仁承氣下盡黑

物則愈若按之小腹脹滿不硬痛小水不利五苓散加減利之不可大利恐耗津液若按之小腹連臍硬痛渴小水短赤大便實者有燥屎也大承氣湯下之再後問其大小便若何及服過何藥方知端的務使一一明白症脉相對然後下藥無差

傷寒看症法則

凡看傷寒只脉弱而無力切忌汗下寸脉弱而無力切忌發吐俱宜小柴胡湯和之陽毒傷寒服藥不發斑爛皮膚手足皮俱脫身如塗硃眼珠如火燥渴欲死脉洪大

有力皆不知人宜三黃石羔湯主之

凡看傷寒如煩渴欲飲水者因內水消竭欲得外水自救大渴欲飲一升止可與一碗常令不足不可太過若恣飲過量使水停心下則爲水結胸等症射於肺爲喘爲咳留於胃爲噎爲噦溢於皮膚爲腫留於下焦爲癃滲於腸間則爲利下皆飲水多之過也又不可不與亦不可強與李知幾云若還不與非其治強飲須教別病生正謂此也

凡看傷寒須問病人所苦所欲飲食大便皆見吐衄者雖

有大熱忌下涼藥犯之必死蓋胃中有寒則蛔入上膈大凶之兆急用炮乾姜理中湯加烏梅二十個花椒十粒煎服蛔安却以小柴胡湯退熱蓋蛔性聞酸則靜見苦則安也

凡看傷寒若經十餘日以上尚有表症宜汗者與羌活冲和湯微汗之十餘日若有裏症宜下者可與大柴胡湯下之若表症尚未除而裏症又急不得不下者以大柴胡通表裏而緩治之又老弱及血氣兩虛之人有下症者亦用大柴胡湯下之不傷元氣如年壯力盛者不在

禁例。

凡看傷寒、若汗下後、不可偏用參芪太補、宜用小柴胡加減和之。若太補、使邪氣得補而熱愈甚、復變生他症矣。所謂治傷寒、無補法也。如曾經汗下後、果是虛弱之甚、脉見無力者。方可用甘溫之劑補之。其勞力感寒之症。不在禁補之例。從病制宜

凡看傷寒。惟陰症最難識。自然陰症。人皆可曉。及至反常。則不能知。如初病身不熱。頭不痛。就便怕寒。手足厥冷。好靜沉默。不渴嘔吐。泄利腹痛。脉來沉細無力。人共知

爲直中陰症矣。至於發熱而亦煩燥不安，揭去衣被，飲
冷，脉大無力，人皆不識，認作陽症，誤投寒藥，死者多矣。
不知陰症不分熱與不熱，須憑脉下藥，至爲切當。不問
浮沉大小，但指下無力，按至筋骨全無力者，必有伏脉。
不可與凉劑，服之必死。急與五積散一服，通解表裏之
寒，隨手而愈。若内有沉寒，必須姜附以溫之，切忌發泄。
脉雖洪大，按之無力，重按全無，便是陰症。若用寒藥治
之，則渴愈盛而燥愈急，豈得生乎。此取脉不取症也，極
要仔細。

凡看傷寒、有口吐白沫、或唾多流冷涎、俱是有寒、吳茱萸湯、理中、真武湯之類、看輕重用、切忌涼藥、雜病亦然、或用甘温藥補元氣、四君子湯加附子一片、血虚用仲景八味丸

凡看傷寒、且要識各經中死症死脈、親切須一一理會、免致臨病疑惑、但見死症、便以脈參之、如果有疑、切莫下藥、不可強治、若不量力、見利而動、鹵莽用藥、視人命若弁毛、決有天災、極當戒之戒之

貫珠篇

交霜降至春分。冬月發病者。爲正傷寒。表症見者。用辛熱之藥大發汗。裏症見者。用寒涼之藥。急攻下。此與非時傷寒不同

交春分至夏至前。有頭痛發熱不惡寒而渴者。名溫病。用辛涼之藥。微解肌。不可大發汗。裏症見者。用寒涼之藥。急攻下。若誤下之。未必爲害。誤汗之。變不可言

交夏至後至交秋前。有頭痛發熱不惡寒而渴。名溫病。愈加熱者。名熱病。止用辛涼之藥。微解肌。不宜大發汗。裏症見者。用大寒之藥。急攻下

交秋後至霜降前有頭疼發熱不惡寒。身体痛小便短者名温病。亦用辛凉之藥加燥劑以解肌。亦不宜大發汗裏症見者用寒凉之劑急攻下

其春夏秋三時有患頭疼身熱亦有惡寒者即是冒感非時暴寒之輕。非比冬時正傷寒之重俱用辛凉之劑小發汗裏症見者用寒凉之藥急攻下表症不與正傷寒同治法

首卷終

新刻傷寒六書纂要辯疑卷之二

傷寒兩感論

趙嗣真曰仲景論兩感爲必死之症而復以治有先後發表攻裏之說繼之者蓋不忍坐視而欲覬其萬一之可活也活人書云宜先救裏以四逆湯後救表以桂枝湯殊不知仲景云太陽與少陰俱病則頭疼爲太陽邪盛於表口乾而渴爲少陰邪盛於裏也陽明與太陰俱病則身熱譫語爲陽明邪盛於表不欲食腹滿爲太陰邪盛於裏也少陽與厥陰俱病則耳聾爲少陽邪盛於表囊縮爲厥陰邪

盛於裏也。三陽之頭疼身熱耳聾救表也。不可汗乎。三陰之腹滿咽乾。口渴囊縮而厥救裏也。不可下乎。活人書引下利身疼痛虛寒救裏之例。而欲施於煩渴腹滿譫語囊縮熱實之症。然乎否乎。蓋仲景所謂發表者。葛根麻黃是也。所謂救裏者。調胃承氣是也。活人書却謂救裏則是四逆。救表則是桂枝。今以救爲攻。豈不相悖。若用四逆湯是以火濟火。而腹滿囊縮等証何由而除。臟腑何由而通。榮衛何由而行。六日死者可坐而待也。吁。兩感病故爲不治之症矣。然用藥之法。助正除邪之理。學者不素定法於胸

中而徒執活人一書則害人矣

傷寒傳足不傳手經論

傷寒傳足經不傳手經者俗醫之謬論也蓋人之充滿一身無非血氣使然自平旦會於膻中朝行於手太陰肺經以次分布諸經行三百六十五骨節明日寅時復會於手太陰也血亦隨氣流布運行不息榮衛一身所以一脉愆和則百脉皆病理固然也彼云傳足不傳手者何據哉請言其故蓋傷寒者乃冬時感寒即病之名也冬乃坎水用事其氣嚴寒時則足太陽少陰正司其令觸冒之者則二

經受病其次則足少陽厥陰繼冬而司春令而亦受傷何也葢風木之令起於大寒節正當十二月中至春分後方行温令故風寒亦能傷之足陽明太陰中土也與冬時無預而亦傷之何也曰土無定位寄旺於四季能終始萬物則四時寒熱温凉之氣皆能傷之也况表邪傳裏必歸於脾胃而成燥糞用承氣湯下之則胃氣和矣手之六經主於夏秋故不傷之足之六經葢受傷之方分境界也若言傷足不傷手則可以爲傳足不傳手則不可也况風寒之中人榮衛晝夜循環無所不至豈間於手經哉嘗觀此事

難知曰、傷寒、至五六日間漸變神昏不語或睡中獨語一二句目赤唇焦舌乾不飲水稀粥與之則嚥不與則不思六脉沉數而不洪心下不痞腹中不滿大小便如常或傳至十日以來形如醉人此熱傳手少陰心經也然未知自何經而來曰本太陽傷風風爲陽邪陽邪傷衛陰血自燥熱蓄膀胱壬病逆於丙丙丁兄妹由是傳心心火自上而逼肺所以神昏也梔子黃芩黃連湯若在丙者導赤散在丁者瀉心湯若脉浮沉俱有力是丙丁中俱有熱用導赤瀉心各半服之此膀胱傳丙足傳手經也又謂之腑傳臟

也下傳上也表傳裏也壬傳丁者乃坎傳離也名曰越經傳氣逆而喘者非肺經乎如謂不然何仲景桂枝麻黃二湯乃心肺藥也

傷寒言症不言病論

夫傷寒言証不言病者症之一字有明証見証對証之義存焉蓋人之心肝脾肺腎在人身中藏而不見若口鼻耳目則露而其見者也五臟受病人焉能知之蓋有諸中必形諸外肝有病則目不能視心有病則舌不能言脾有病則口不知味肺有病則鼻不聞香腎有病則耳不聽聲以

此言之則症亦親切矣況風寒之中人受之必有經絡部分一或傷之本經之症見矣更能以脉參之庶無差忒也吾故曰傷寒言症耳如太陽傷寒爲表之標其經行身之後從頭下至足則頭項痛腰脊強之症見於項背也惡寒症亦在表蓋傷寒惡寒傷風惡風太陽爲寒水之經凡見惡寒便爲在表最爲的當傳至陽明之經則不惡寒便不宜發表如有一毫頭痛惡寒尚在太陽便是表症未罷不可攻裏故戒曰發表不開不可攻裏此事不明殺人甚速又曰凡嘔者不可下經曰嘔多雖有陽明症不可攻攻之一

爲逆心下硬者不可下切宜仔細陽明經爲表之裏其經行身之前夾鼻絡於目故目痛鼻乾不眠少陽經行身之側爲半表半裏始於目銳眥循脇絡於耳交於膻中兩耳正中故胸脇痛而耳聾此三經病之易見蓋如此更當診脉參之若太陽經則有二證一爲傷寒一爲傷風通宜發而散之若在陽明則脉微洪而長此非表非裏而爲在經宜解肌少陽經則脉弦數不浮不沉在半表半裏之間宜從中治若脉不浮而沉實有力此爲表證罷而裏證具熱入陽明之本宜泄去其胃中實熱而愈矣若老弱産虛或

帶表症必須下者用大柴胡湯若脈沉遲微弱無力則又爲陰症宜溫而不宜下也謹之愼之

正傷寒及溫暑暴寒勞力將疫治各不同辯

夫傷寒者因冬時觸冒寒邪卽病之名爲正傷寒乃有惡寒頭痛發熱之症故用桂麻二湯發散表中寒邪而愈如表症除而反怕熱譫語燥渴大便閉者以法下之大便通而愈矣其餘春夏秋三時雖有惡寒身熱頭疼亦微卽爲感冒非時暴寒之輕非若冬時正傷寒之重也如冬時感寒而不卽病至三時各隨時氣變而爲溫爲熱者因溫暑

將發又受暴寒故春變爲溫病既變之後不得復言爲寒矣所以仲景有云發熱不惡寒而渴者溫病也暑病亦然比之溫病尤加熱焉治溫暑者大抵不宜發汗過時而發不在表也其伏寒至夏又感暴寒變爲暑病暑病者即熱病也夏火當權而言暑字緣溫熱二症從冬時伏寒所化總曰傷寒所發之時既異治之不可混也此三者皆宜用辛凉之劑以解之辛凉者羌活冲和湯是也兼能代大青龍湯治傷寒見風傷風見寒爲至穩又傷寒汗下後過經不愈者亦溫病也已經汗下亦不在表隨病制宜又有辛

苦劳役之人有患頭痛惡寒身熱加之骨髓痠痛微渴自汗脉浮大而無力此爲劳力感寒用補中益氣兼辛温之劑爲良經云温能除大熱正此謂也若當和解者即以小柴胡加减和之切忌大發汗下證見者即以本方加大黄微利之切勿過用猛烈其害非細疫癘者乃時行不正之氣老幼相染緣人正氣既虚邪得乘机而入與前温暑治又不同表證見者人参敗毒散半表半裏者小柴胡湯裏症具者大柴胡湯下之兼以脉診以平爲期與夫瘧痢并證亦時疫也照常法例治之

傷寒寒熱論

趙嗣真曰明理論云往來寒熱者邪正分爭也邪氣之入者正氣不與之爭則但熱而無寒若邪正分爭於是寒熱作也蓋寒邪爲陰熱邪爲陽裏分爲陰表分爲陽邪之客於表也爲寒邪與陽爭則爲寒矣邪之入於裏也爲熱邪與陰爭則爲熱矣若邪在半表半裏之間外與陽爭而爲寒內與陰爭而爲熱表裏之不拘內外之無定由是寒熱且往且來日有至于三五發甚者十數發也若以陰陽二氣相勝陽不足則先寒後熱陰不足則先熱後寒此則論

雜病。陰陽二氣自相乘勝然也。非可以語傷寒也

熱在皮膚寒在骨髓論

按河澗言惡寒為寒。在表。或身熱惡寒。為熱在皮膚。寒在骨髓者。皆誤也。活人書亦以此為表裏言之。故趙氏曰。詳仲景論止分皮膚骨髓。而不曰表裏者。蓋以皮脉肉筋骨五者。素問以為五臟之合。主於外而充於身也。惟曰臟曰腑。方可言表裏。可見皮膚即骨髓之上。外部浮淺之分。骨髓即皮膚之下。內部深沉之分。與經絡屬表。臟腑屬裏之例不同。況仲景出此例。症與太陽首篇其為表症明矣。是

知虛弱素寒之人。感邪發熱。熱邪浮淺。不勝沉寒。故外怯而欲得近衣。此所謂熱在皮膚。寒在骨髓。藥用溫辛。至於壯盛素熱之人。或酒客輩。感邪之初。寒未變熱。陰邪蔽其伏熱。陰凝於外。熱蓄於內。故內煩而不得近衣。此所謂寒在皮膚。熱在骨髓。藥用溫涼必矣。一發之餘。表解裏和。此仲景不言之妙。若以皮膚爲表。骨髓爲裏。則麻黄湯症骨節疼痛。其可名爲有表復爲有裏之症耶。

臟腑表裏論

上云曰臟曰腑。可言表裏。皮膚骨髓。不可分表裏。然必矣。不

知表者陽也外也頭也上也裏者陰也内也腹也下也何
言之夫人之一身負陽抱陰而生故太陽行乎身之背故
見証則頭痛脊強其屬表不待言矣少陽行乎身之側故
見証則耳聾脇痛屬半表半裏之間至於陽明則行乎身
之前矣上絡乎目鼻故見症則鼻乾不眠是爲初陽明在
經明其未入乎腑也下貫乎腹故見証則内實是爲正陽
明在腑明其未入乎臟也是以均謂之表也夫一陽明也
有在經在腑之異者陽得兼陰也陽明在腑即爲傳少陰
之本一傳少陰即爲入臟矣入臟即屬乎陰矣方可謂之

處矣。表裏豈以皮膚骨髓分哉。

三陽傳經論

內經云、太陽則頭痛身熱脊強。陽明則目痛鼻乾不眠。後乃曰少陽則耳聾脇痛寒熱嘔而口爲之苦。是三陽傳經先太陽次陽明後少陽也。古今論傷寒者皆宗焉。未有矯其非者。夫太陽行乎身之後。陽之表也。陽明行乎身之前。陽之裏也。少陽行乎身之側。半表半裏也。如前所云先太陽次陽明後少陽。然則傳經次第。焉有傳裏已後。方傳於半表半裏者哉。大槩人身經絡。由表而裏。病之見症由淺而深必先太陽次少陽後陽明自表而漸入於裏自然之次第也若入裏後復傳於半表半裏者豈理也哉余固不敢云内經所云者非是但求之吾心覺有未安故不得不據人身之經絡從而正之但不知世之論者以余之言為然耶否耶

三陰無傳經論

凡三陽邪熱自三陽傳至三陰臟腑入裏為盡無所復傳故言無傳經也如再傳者是足傳手經也

陰症論

初病無熱便四肢厥冷或胸腹中滿或嘔吐腹滿痛下利脉細無力此自陰經受邪即真陰症非從陽經傳來便宜溫之不宜少緩經云發熱惡寒者發於陽也無熱惡寒者發於陰也治宜四逆湯

凡腹滿呕吐腹痛皆是陰症只有微甚不同治難一槩腹痛不大便桂枝芍藥湯腹痛甚桂枝大黃湯若自利腹痛小便清白便當溫之理中四逆看微甚用輕者五積散重者四逆湯無脉者通脉四逆湯使陰退而陽復也

陰毒論

王海藏曰陰毒本因腎氣虛寒。復因慾事。或食生冷物而後伏陰。內既伏陰。外又傷寒。或先感外寒。而後伏陰。內外皆陰。則陽氣不守。遂發陰毒。身重眼睛疼。身体倦怠。四肢厥逆冷。額上及身背冷汗不止。或多煩渴。發熱。精神恍惚。如有所失。二三日間。或可起行。不甚重。診之則六脉沉細而疾。尺部短小。寸口或無。若服凉藥則渴。轉甚燥。轉急。有此症者。極是難認。極宜仔細。急服還陽退陰之藥則安。惟補虛和氣而已。陰症不宜發汗。如氣正脉大。身熱未瘥。用藥發汗無妨。

陰毒病手足指甲皆青脉沉細而急者四逆湯無脉者通脉四逆湯陰毒甘草湯臍中以葱熨氣海關元着艾灸二三十壯仍用溫和補氣之藥通其內外以復陽氣若俱不效死証也

氣海穴在臍下一寸五分治陰厥脉微絕者

關元穴在臍下三寸治臟結不可攻者及陰汗不止腹脹腸鳴面黑指甲青者宜灸百壯

傷寒伏脉辨

夫頭痛發熱惡寒或一手無脉或兩手全無者庸俗以爲

陽症得陰脈，便呼爲死証，不治。不知此因寒邪不得發越，便爲陰伏，故脈伏，必有邪汗也，當攻之。又有傷寒病至六七日以來，別無刑尅症候，或昏沉昌昧，不知人事，六脈俱靜，或至無脈，此欲正汗也，勿攻之。當攻者發汗，冬用麻黄湯，三時羗活冲和湯。勿攻者止汗，五味子湯。遇此症者，還當視其人之精神何如耳。

陽厥陰厥辯

陰陽二厥，治之一差，死症立判。夫陽厥者，先自三陽經氣分，因感寒邪，起於頭疼發熱惡寒，已後傳入三陰血分，大便燥實譫語發渴揚手擲足不惡寒反怕熱脉沉有力此是傳經熱証人人知之至於陽極發厥不惡熱反怕寒四肢厥冷或時乍溫者謂之陽厥即陽厥似陰也外雖有厥冷內有熱邪耳蓋因大便結實失下使血氣不通故手足乍冷乍溫也如火煉金熱極金反化水厥微熱亦微宜四逆散厥深熱亦深宜大承氣湯正謂亢則害其物承乃制其極也若醫人不知疑是陰厥復進熱藥殆如抱薪救火矣陰厥者因三陰經血分自受寒邪初病無身熱無頭疼就便惡寒四肢厥冷直至臂脛以上過乎肘膝不溫引衣

踡卧不渴兼或腹疼吐泻或战慄面如刀刮口吐涎沫脉沉迟无力此为阴经直中真阴寒症不从阳经传入谓之阴厥也轻则理中汤重则四逆汤温之切勿误也。

寒热二厥辩

或曰人之手足乃胃土之末凡脾胃有热手足必热脾胃有寒手足必冷理之常也惟伤寒乃有厥深热亦深厥微热亦微之论何也曰胃寒则手足冷胃热则手足热此病之常也若亢极则变不可以常道拘也盖亢则害承乃制火气亢极反兼水化故有此象耳阴阳反覆病之逆从未

可以常理論也。凡經言厥逆厥冷。厥寒手足寒冷并語。皆變文耳。不可以論輕重。若言四肢則有異也。亦未可純為寒證。若厥冷直至臂脛以上。則為真寒無疑矣。急用姜附并藥溫之。少緩則難療矣。謂其寒上過乎肘。下過乎膝。非內有真寒。達於四肢而何。然更當以脈并所兼之症參之庶無誤也。凡看傷寒。不可以厥逆便斷為寒。必須以脈兼症參之。方知端的。如手足厥逆。兼以腹痛腹滿泄利清白。小便亦清。口不渴。惡寒戰慄。面如刀刮。皆寒症也。若腹痛後重泄利稠粘。小便赤澀。渴而好飲。皆熱症也。宜詳審之。

傷寒變溫熱病論

趙嗣眞曰按仲景論謂冬月冒寒伏藏於肌膚而未卽病因春溫氣所變則爲熱夫變者改易之義也至此則伏寒各隨春夏之氣改變爲溫爲熱既變之後不得復言其爲寒也仲景所謂春分已後秋分節前天有暴寒爲時行寒疫是也三月四月其時陽氣尚弱爲寒所折病熱則輕五月六月陽氣已盛爲寒所折病熱則重七月八月陽氣已衰爲寒所折病熱亦微是知時行寒疫與溫熱二病所論陽氣盛衰時月則同至於論暴寒之寒與伏寒已變之寒

自是相違名不正則言不順矣仲景又云其病與溫及暑病相似但治有殊者要在辯其病源寒熱溫三者之殊則用藥之冷熱判然矣

溫病論

問曰傷寒溫病可以脉辯答曰溫病乃是冬時感寒所得也至春變爲溫病耳傷寒汗下不愈而過經其症尚在而不除者亦溫病也經曰溫病之脉行在諸經不知何經之動隨其經之所在而取之如太陽症頭痛惡寒汗下後過經不愈診得尺寸俱浮者太陽病溫也如身熱目疼汗下

後過經不愈。診得尺寸俱長者，陽明病温也。如胸脇痛，汗下後過經不愈。診得尺寸俱弦者，少陽病温也。如腹滿咽乾。診得尺寸俱沉細過經不愈者，太陰病温也。如口燥舌乾而渴。診得尺寸俱沉過經不愈者，少陰病温也。如煩滿囊縮。診得尺寸俱微緩過經不愈者，厥陰病温也。是故隨其經而取之，隨其症而治之。如發斑乃温毒也。治温大抵不宜發汗。過時而發，不在表也。已經汗下，亦不在表也。經日發熱，不惡寒而反渴者，温病也。其熱自內達外，無表症明矣。

暑病論 即熱病

傷暑與傷寒俱有熱。若誤作傷寒治之，則不可。蓋寒傷形。熱傷氣。傷寒則外惡寒，而脉浮緊；傷暑則不惡寒，而脉虛。此爲異耳。經曰：脉盛身寒，得之傷寒。脉虛身熱，得之傷暑。治宜小柴胡湯。渴加知母、石羔。或人參白虎湯。天久溼雨，溼令大行，蒼朮白虎湯。若元氣素弱而傷之重者，清暑益氣湯治之。

傷寒標本論

病有標本。標本不明。處方何據。原夫六氣爲本。三陰三陽經爲標病氣爲本臟腑經絡受病爲標先受病爲本次受病爲標且如尺寸俱浮者太陽受病也其經標本膀胱小腸也膀胱寒水爲本其脉循脊上連風府故頭痛脊強小腸爲標壬癸熱其正冬月時在本者麻黄湯在標者桂枝湯餘三時冲和湯尺寸俱長者陽明受病也其經標本大腸與胃也大腸爲標胃爲本大腸與肺爲表裏但發熱解肌湯本脉絡鼻循目故目痛鼻乾不眠虛則汗解實則大柴胡承氣湯選用尺寸俱弦者少陽受病也其經標本三焦與膽也三焦相火本也遊行一身故微熱足膽標也其

脉循脇絡耳故耳聾脇痛寒熱嘔而口苦緣膽無出入之路故從中治用小柴胡和解而愈尺寸俱沉者太陰受病也其經標本肺與脾也肺標脉循咽脾本濕土故腹滿咽乾當從本治宜泄大柴胡承氣湯尺寸俱微沉者少陰受病也其經標本心與腎也君火爲本心苗在舌故舌燥標腎脉循肺主口乾故口乾舌燥在標者故身冷治主姜附在本者宜下三一承氣看微甚而用之尺寸俱微緩者厥陰受病也其經標本肝與心胞絡也風木爲本下循陰器故囊縮標心胞絡繫舌故舌卷大抵溫之四逆輩共三陰

經若從陽分傳來者下之庶不誤也

傷寒六經變症

夫六經傳變所由必須朝夕記誦庶不差謬且如鄭声者手足鄭重冷而爲虛也譫語有虛有實虛則失血亡陽實則内熱便閉脾約者大便硬而小便利水谷不化臟寒也久利不止曰腸澼傷寒十三日不好曰過經吐長蚘曰蚘厥陰厥發燥曰陰燥陰症似陽也手足冷者謂之厥指頭微寒凊之踪汗吐下温不好曰壞症又若何爲逆逆变有四或变爲温瘧或变爲風温或變爲濕毒或变爲瘟疫此

四者是也。發汗出不止曰漏風，亦爲亡陽。大下損血爲亡陽。陽症汗出不止曰亡陽。大劫取汗發譫者曰亡陽。大抵背無汗。其有汗者曰亡陽。三月至夏方發爲脫發。冬感寒而春發者曰溫病。非時暴寒伏於少陰之經，咽痛下利，名曰腎傷寒。發汗後身灼熱者曰風溫。名中暍。感四時不正之氣，老幼相似者爲疫癘。病瘥後勞傷而發者曰勞復。病瘥後多食而發者曰食復。病瘥後餘熱未去者曰遺熱。吐利交作曰霍亂。鼻中出血曰衄。逆咳者曰嗽。乾嘔者曰噦。大便挾寒下利曰腸垢。大便堅硬曰鞕。心振寒而動曰悸。

渴飲水而吐曰水逆。心中惱亂不安而悶者曰懊憹。不知痒痛者曰不仁。振掉而動曰肉瞤筋惕。臍下有動氣曰奔豚。上有吐者曰湧之。下利者曰洩之。手足攣搐者曰瘈瘲。四肢風病曰末疾。厥而下利當不食反能食者曰除中。三陰無合病。三陽俱病者曰合病。二陽先病後一陽自病曰併病。奏泄之所曰腠曰理。

傷寒見証識病法

傷寒之病從表入裏。裏必達外。見証識病。庶可無誤。且如頭痛項強者太陽症也。頭搖者裏病也。頭汗者裏有瘀血必發黃也。面戴陽者，下虛也。面慘不光，傷寒也。面光不慘，傷風也。面上乍黑乍白，唇口生瘡，狐惑也。面如錦紋者，陽毒也。口難言，血少也。舌上有白胎、黃胎，內熱也；或黑者，熱極也。鼻燥漱水不下，或目瞑，溺血也。目睛黃，小腸熱也。懊憹者，胃虛也。喜惡如狂，畜血也。肉瞤筋惕，汗下虛也。身如被杖，陰毒也。一身盡痛，多眠，或微腫難轉者，風濕也。身目俱黃，濕熱疸病也。身如蟲行，表虛也。背惡寒，陰勝寒也。不眠，因汗下多而神虛也。坐而伏者，短氣也。下利清谷，內寒也。咽中生瘡，上實下虛也。舌上生刺，熱甚也。利者，熱盛也。

叉手冒心。因汗多而血虛也。腹滿手足温者，邪入太陰也。舌踡囊縮，邪入厥陰也。

正治逆治從治反攻寒熱辯

寒熱真假不可不知。正治逆治豈可不辯。假如熱病服寒藥而熱不退。後用熱藥而熱方退。寒病服熱藥而寒不退，後用寒藥而寒方退。此爲從治也。從治者，反攻也。治熱病以寒藥而愈。治寒病以熱藥而愈。此爲逆治也。逆治者，正治也。且反攻之法，人亦難曉。假如寒病服寒藥而愈者。此陽極變陰。熱極反得水化也。熱病服熱藥而愈者。此陰極變陽寒極反得火化也。蓋物極則反也。

論陰分發熱爲反併用温汗法

趙嗣眞曰：詳仲景發汗湯劑，各輕重不同。如麻黄、桂枝、青龍、各半、越婢并湯，各有差等。至於少陰發汗二湯，雖同用麻黄附子，亦有加減輕重之別。故以加細辛爲重，加甘草爲輕，辛散甘緩之義也。其第一症以少陰本無熱，今發熱，故曰反也。其發熱爲邪在表而當汗，又兼脉沉屬陰而當温，故以附子温經，麻黄散寒，而熱須汗解，故加細辛，是汗劑之重者。第二症既無裏寒之可温，又無裏熱之可下，其所以用麻黄附子之義則是脉亦沉方可名曰少陰病身亦發熱方可行發表藥又得之二三日病尚淺比之前証亦稍輕故不重言脉症而但曰微發汗所以去細辛加甘草是汗劑之輕者向使脉不沉身不熱又無他症是無病人也又何藥焉仲景本分作兩症以别汗劑之輕重活人書却於第二症中除去無症兩字改作常見少陰熱無陽症者如經云心中煩不得眠或咽瘡声不出者或欬而嘔渴或口燥咽乾或腹脹不大便數症皆是也夫豈麻黄附子甘草湯發汗劑所可治耶抑又有聞焉麻黄附子細辛

湯。爲治少陰病。脉沉反發熱者用也。而仲景又有四逆湯。治太陽病之發熱反脉沉者。均謂之反也。仲景云病發熱頭痛脉反沉。若不瘥。身體疼痛者。當救其裏。宜四逆湯。此症出太陽篇。又云少陰病始得之反發熱脉沉者。麻黃附子細辛湯。此症出少陰篇。切詳太陽病發熱頭痛法當脉浮。今反沉。少陰脉沉。法當無熱。今反熱。仲景於此兩症各言反者。謂反常也。葢太陽病脉似少陰。少陰病証似太陽。所以謂之反。而治之當異也。今深究其旨。均是脉沉發熱。以其有頭痛。故謂太陽病。陽症當脉浮。今反不能浮者。以裏虛久寒正氣衰微所致又身体疼痛故宜救裏使正氣內強逼邪外出乾姜生附亦能出汗而解假使裏不虛寒則當見脉浮而正屬太陽麻黃症也均是脉沉發熱以其無頭痛故名少陰病陰病當無熱今反熱寒邪在表未傳在裏但皮膚腠理鬱閉爲熱而在裏無熱故用麻黃細辛以發表間之熱附子以溫少陰之經假使寒邪入裏則外必無熱當見吐利厥逆等証而正屬少陰四逆湯症也由此觀之表邪浮淺發熱之反猶輕正氣衰微脉沉之反爲重此四逆湯爲剂不爲不重於麻黃附子細辛湯也又可

見熱附配麻黃。發中有補。生附配乾姜。補中有發。仲景之旨微矣。嗟夫。常病用常法。夫誰不知。設有症變者、或脉變者。往往疑似參差。必欲以常法例治之惑矣。如仲景所論太陽少陰兩証脉。沉發熱雖同。而受病與用藥自別。此實症治之奇異。医法之玄微。故併及之。

急下急溫法

凡言急下急溫者。蓋病勢已迫。將有変也。非若常病可緩。如少陰屬腎水。若口燥咽乾而渴。乃熱邪內炎。腎水將絕。故當急下。以救將絕之水。陽明病腹脹硬痛不大便。土勝水也。當急下之。陽明屬土。汗多熱盛。恐胃汁乾。急下以存津液。腹痛為土實。急當下之。熱病目不明。熱不止者死。目睛不明。腎水已竭。不能照物。則危矣。急須下之。少陰急溫有二症。內寒已甚。陽和之氣欲絕。宜急溫之。無疑也。膈上有寒飲。乾嘔不可吐。急溫之。四逆湯。脈沉微。急溫之。少陰病自利純清水。心下硬痛。口燥渴者。急下之。俱大承氣湯。

傷寒見壞症辯

傷寒死症。一一須明。生死不明。將何措手。且赤斑者五死

五生黑斑者十死一生。陽症熱不退見陰脉者死。發少陽
汗動厥陰血者。厥竭而死。發左右動氣汗者死。發風濕者
死。發陰陽毒過六七日死。大發濕家汗成痓熱而痓者死。
發熱發少陽汗譫語者死。發溫家汗爲重暍者死。兩感傷
寒者死。大汗後身熱愈甚。爲陰陽交者死。結胸症悉具煩
燥者死。狂言不食者死。發厥肌冷。而發燥無時得安者曰
臟厥而死。結胸舌上生胎。爲臟結者死。上氣咳逆不止脉
散者死。舌卷囊縮者死。少陰吐利煩燥四逆者死。少陽與
陽明合病。下利脉長而大。名曰負。負者死。目亂無神氣。目

無精光者死。男子病新瘥，婦人與之交，曰陽易；婦人病新瘥，男子與之交，曰陰易。男子陰腫，小腹痛；媍人裏急，連腰股，眼昏，四肢拘急，為女勞復者死。厥利本不能食，反能食，曰除中者死。傷寒七八日，大發熱，汗出不止，如貫珠，此本氣衰者死。爪甲青，為陽衰者死。循衣摸床撮空，衛氣絕者死。唇吻反青，四肢漐漐汗出，熱習，乃肝絕也，死。環口黎黑，柔汗發黃，脾脈絕也，死。陽反獨留，体如烟薰，直視搖頭，心絕也，死。面黑狂言，直視遺尿，腎絕也，死。汗出髮潤，声如鼻鼾，肺絕也，死。身体如殭，正氣脫也，死。喘而不休，邪氣勝也死。水漿不下。胃氣絕也。死。身体不仁。榮衛不行。脉浮而洪。身汗如油。作静作亂。命絶也夫。

用藥大畧

凡症有頭疼。惡寒。皆是傷寒。無則否也。何則蓋傷寒惡寒。傷食惡食。理自然也。冬時天氣嚴凝。風寒猛烈。人觸冒之。惡寒殆甚。故以桂枝等湯治之。其餘時月雖有惡寒頭疼之症。未若冬時之甚。皆宜辛涼之劑。通表裏和之則愈矣。辛涼者何。羌活冲和湯是也。嗚呼此一方老可代三方危險之藥。如坦夷其神乎。過此則少陽陽明二經在半表半裏肌肉之間。脉亦不浮不沉。外症在陽明。則有目疼鼻乾不得眠之症。脉似洪而長。以葛根湯解肌湯升麻湯之類治之。在少陽則胸脇痛而耳聾。脉見弦數。以小柴胡湯加減和之。此二經不從標本。從乎中治。余嘗以小柴胡加葛根芍藥。治少陽陽明合病。如拾芥。過此則傳陽明之本。為入裏。大便燥實。其外症悉罷。謂無頭痛惡寒也。脉見沉實不浮。譫語惡熱。六七日不大便。口燥咽乾而渴。輕則大柴胡湯。重則三一承氣湯選用。病有三焦俱傷者。則痞滿燥實俱全矣。宜大承氣湯。厚朴苦溫以去痞。枳實苦寒以泄滿。芒硝鹹寒以潤燥。軟堅。大黃苦寒以泄實去熱。病斯愈矣。邪在中焦則有燥實堅三症故用調胃承氣湯以甘草和中。芒硝潤燥。大黃泄實。不用枳實厚朴。以傷上焦虛無氤氳輕清之元氣調胃之名於此立矣。上焦受傷則爲痞實。用小承氣湯。枳實厚朴除痞大黃泄實。去芒硝則不傷下焦血分之真陰。謂不伐其根也。若夫大柴胡湯則有表邪尚未除而裏証又急不得不下。只得以此湯通表裏而緩治之。若老弱及血氣兩虛之人不宜用此。三陽之邪在裏爲患。春夏秋有不頭痛惡寒而反渴者此則溫病也。暑病亦然此之温病尤加熱焉治宜加減小柴胡湯益此邊春可治温夏可治暑秋能潤肺又宜升麻葛根湯解肌湯敗毒散中暑而渴者小柴胡石羔湯人參白虎湯看渴微甚而用之無不效矣若夫陰症則別有治法不在此例

表裏虛實用藥寒温法

四十八難曰病之虛實出者為虛入者為實蓋表之眞陽既虛故陰邪已盛出而乘陽是以脉浮於外其病在表法當汗之當其陰邪出表脉浮於外之時不可自惑以為陽脉盛也裏之眞陰既虛故陽邪已盛入而乘陰是以脉入

於內其病在裏法當下之當其陽邪入裏脈實於內之時亦不可自惑以爲陰脈盛也是說非古人之言也甚發使人知如此之爲陰盛則抑陰而助陽如彼之爲陽盛則抑陽而助陰陰盛則邪出於外者發表之藥當性温以助陽氣如桂枝湯之類是也陽盛則邪入於內者攻裏之藥當性寒以抑陽氣如承氣湯之類是也或曰陰出而乘於外是陽之不足也陽病則當實表而汗之何哉是不然陰邪傳於外不汗之則邪何由而去桂枝之性温温之乃所以助陽陽有所助而長則陰邪所由以消辛甘發散爲陽者此

也張氏所謂承氣入胃陰盛乃亡者。正恐陰盛出外而設以承氣下之。安得而不亡。或曰陽入而乘於內。是陰之不足也。陰病則當溫裏而下之何哉。是又不然。陽邪入於內。不下之則邪從何而出。承氣之性寒。寒之乃所以抑陽。陽受其抑。則微而真陰所由以長。酸苦湧泄爲陰者此也。張氏所謂桂枝下咽陽盛則斃。正恐陽盛入內。而誤以桂枝汗之。安得而不死。觀古人發表之藥多溫。攻裏之藥多寒。則知陰陽虛實之意微。非止爲汗下設矣。嗚呼。表裏虛實寒、熱殊途。用藥一差。死生立判。醫者可不謹哉。

傷寒用藥三法

夫發表之藥用溫，攻裏之藥用寒，溫裏之藥用熱者，何也？蓋表既有邪，則爲陽虛陰盛，溫之乃所以爲陽，陽有所助而長，則陰邪所由以消，故用辛甘溫之劑，發散爲陽，此發表之藥用溫者明矣。裏既有邪，則爲陰虛陽盛，寒之乃所以助陰而抑陽，陽受其抑，則微而負，陰所由以長，故用酸苦之劑，涌泄爲陰，此攻裏之藥用寒者明矣。陰經自受寒邪，則爲臟病，主陽不足而陰有餘，故用辛熱之劑以助陽抑陰，此溫經之藥用熱者明矣。表有邪不汗，其邪何從而

去裏有邪不下。其邪何從而出。臟有寒不溫。其寒何自而
除。此三者所謂用藥寒溫辯也。

用藥法則

五劑之藥。醫所當識。且如表汗用麻黃。無葱白不發。吐痰
用瓜蒂。無豉不湧。去實熱用大黃。無枳實不通。溫經用附
子。無乾姜不熱。甚則以泥清水加葱白煎之。竹瀝無姜汁。
不能行經絡。蜜導無皂角不能通秘結。非半夏姜汁不能
止嘔吐。非人參竹葉不能止虛煩。非小柴胡不能和解表
裏。非五苓散不能通利小便。非天花粉乾葛不能消渴解

肌非人参麥門冬五味子不能生脈補元非犀角地黃湯不能止上焦之吐衄非桃仁承氣不能破下焦之瘀血非黃芪桂枝不能實表間虛汗非茯苓白朮不能去濕助脾非茵陳梔皮不能除黃疸非大承氣不能制發狂非枳桔不能除痞滿非陷胸湯不能開結胸非羌活沖和不能治四時之感冒身痛非人参敗毒散不能治春溫非四逆湯不能救陰厥非人参白虎不能化斑非理中烏梅不能治蚘厥非桂枝麻黃不能治冬月之惡寒熱隨汗解非姜附湯不能止陰寒之泄利非大柴胡不能去實熱之妄言陰

陽咳嗽上氣喘急用加減小青龍分表裏而汗下此用藥之大法也。

按症治病法

一傷寒先起頭痛發熱惡寒已後傳裏頭疼惡寒皆除而反怕熱發渴譫語或潮熱自汗大便不通或揭去衣被揚手擲足或發黄斑狂亂此爲陽經自表傳入陰經之熱症俱當攻裏下之或當下失下而變出手足乍冷乍温因陽極發厥即陽症似陰名陽厥忌當下之此與陰厥不同治。

一傷寒失於汗下。或本陽症。誤投熱藥。使熱毒入深。陽氣獨盛。陰氣將絶。登高而歌。棄衣而走。踰垣上屋。罵詈叫喊。燥渴欲死。面赤眼紅。身發斑黃。或下利赤黃。大脉大有力。名陽毒發狂證。用酸苦之藥。令陰氣復而大汗解矣。如大便實者。又當用大寒之藥下之。此與發狂不同治。

一初病起無頭疼。身熱。便怕寒。厥冷腹痛。嘔吐瀉利。不渴踡卧。沉重戰慄。脉沉細此爲直中陰經眞寒症。不從陽經傳來。當用熱藥溫之。如與極手足厥冷過膝肘者。因

寒極發厥名陰厥當急救裏溫之此與陽厥不同治

一初病起外感寒邪内傷生冷内既伏陰内外皆寒或本負陰誤投涼藥以故病起手足厥冷腰背強重頭目眶痛嘔吐煩悶下利腹疼身如被杖六脉沉細湯飲不下已後毒氣漸深入腹攻心咽喉不利腹痛轉甚心下脹滿結硬如石燥渴欲死冷汗不止或時鄭声指甲面色青黑速灸關元氣海須服大熱之劑溫之此名陰毒令陽氣復而大汗解矣若見舌卷囊縮者不治

一夏月大發熱頭疼燥渴背惡寒微汗脉虛無力口齒燥

者名中暑用寒凉剤淸之。

一病人身微熱煩燥面赤戴陽欲坐卧於泥水井中。脉來沉細無力此陰症發燥名陰燥。當用辛熱之藥温之不宜凉剤誤用之燥急渴甚必死。

一病人身冷脉沉細而疾雖燥煩不欲傾水入口。此名陰盛格陽用大熱之剤温之如見厥冷下利譫語者不治

一少陰症悪寒發熱無頭痛誤大發汗使血從耳目口鼻中出者名陰血多不治此與鼻衄陽血不同治。

一傷寒失於汗下邪熱傳裏使水涸燥糞大便不通必發

譫語或心下硬痛下利純清水燥渴口出無倫凡此皆實當寒涼之劑下之又有汗多亡陽或下後利不止身疼痛或自利清谷譫語者凡此皆虛當辛熱之劑溫之

此與狂言不相類

一傷寒餘熱不除蘊在心胞使精神短少冒昧昏沉睡中言語一二句者名獨語宜涼劑清之此與譫語不相類

論婦人傷寒與男子不同治法

天地陰陽各有分位傷寒雜病豈無各科男婦胡可全治也男子調氣為主女子養血為先蓋女子血富則血室不

虛榮衛和平。諸病不生。一有凝結。水火相刑。凡氣口緊盛者。即宜下。人迎緊盛者。即宜汗。但婦人左關浮緊者不可下。當發汗以救血室。榮衛得和。津液得行。浹然汗出而解矣。若行陽遲則熱入胃。令津液燥。中焦上焦不榮。成血結胸。須針期門可也。但婦人傷寒發熱惡寒。四肢拘急。口燥舌乾。經脉凝滯。不得往來。桂枝紅花湯。若傷寒。口燥咽乾不思飲食。黃芩芍藥湯。若傷寒。喘急煩燥。戰而作寒。陰陽俱虛。不可下也。小柴胡湯。若傷寒瘥後猶有餘熱不去。謂之遺熱。宜地黃湯。

論姙婦傷寒與前症異治

内經曰有故無殞、也大積大聚不可犯也損其大半而止過則殺也且姙娠傷寒保胎宜阿膠散大抵孕娠傷寒仲景無治法最宜避忌諸藥不可以尋常例視之

凡孕娠傷寒先用安胎次散寒邪以白朮湯姙娠增寒壯熱宜發汗以芍藥湯孕娠或中時行洒淅寒熱作寒振慄而悸如熾者宜蘇木湯姙娠傷寒默默欲眠不欲食脇下痛嘔逆痰氣及產後病傷風熱入胸中寒熱如瘧并經水適來適斷病後勞復餘熱不解以黄龍湯孕娠頭目眩疼

壯熱心燥以旋覆花湯姙娠發班以梔子大青湯

論產後傷寒治法

且產婦初生血氣俱虛外失衛護內無主持最宜調養設受風寒豈能救治故與胎前不同且產後十數日不解頭痛惡寒時時有熱心下堅乾嘔汗出以陽旦湯產後無津液大便多秘或譫語煩燥宜服神功丸產婦頭疼身熱惡腹內拘急疼痛以桂心牡蠣湯產婦傷風發熱面赤而喘頭痛以竹葉防風湯

熱入血室

婦人中風發熱惡寒經水適來得之七八日熱除脈遲身
涼胸脇滿如結胸狀譫語者此爲熱入血室當刺期門隨
其實而瀉之
婦人傷寒發熱經水適來晝日明了暮則譫語如見鬼狀
此爲熱入血室無犯胃氣及上中二焦必自愈
婦人中風七八日續得寒熱發作有時經水適斷者此爲
熱入血室其血必結故如瘧狀小柴胡湯
陽明病下血譫語此爲熱入血室但頭汗出者刺期門隨
其實而瀉之濈然汗出則愈

婦人熱入血室有二經水適來二條不言藥者蓋以經血方來熱氣乘虛而入經血止則熱亦出矣故不可用汗下藥犯其胃氣及上中二焦如胸蒲譫語此內實也刺期門以瀉之若經水適斷續得寒熱其血必結故用小柴胡湯若陽明熱入血室此男子失血之症但當刺以瀉熱也

附姙娠及月水不利脉法

內經曰婦人陰搏陽別謂之有子　又曰婦人手少陰脉動甚者姙子也　脉經曰姙娠初時寸微小呼吸五至三月而尺數也脉滑疾重以手按之散者胎已三月也脉重

手按之不散但疾不滑者五月也。　三部脉沉浮正等按之不絶者妊娠也。　寸微關滑尺數流利往來雀啄者爲有妊也。　妊娠四月欲知男女法左疾爲男右疾爲女俱疾爲生二子。　又法尺脉左偏大爲男右偏大爲女左右俱大産二子。大者如實狀。　婦人懷妊離經其脉浮設腹引腰痛爲欲生也俱離經者不病。　又法婦人欲生其脉離經半夜覺日中則生。　婦人已産脉冝小實沉細緩滑微小忌浮虚實大弦急牢緊　脉經曰婦人寸關調如故而尺脉絶不至者月水不利當患小腹引腰痛氣滯上攻

胸臆也、 尺脉來而斷絕者月水不利。 脉來狀如(琴弦)

若小腹痛。主月水不利、孔竅生瘡、 尺脉(滑)血氣實月水

不利。

傷寒六書纂要辨疑卷之三

〇傷風見寒傷寒見風

熱盛而煩手足自溫風症脉浮而緊寒脉此傷風見寒也不煩少熱四肢微厥寒症脉浮而緩風脉此傷寒見風也二者為榮衛俱病法用大青龍湯此藥峻險不可輕用須風寒俱盛又加煩燥方可與之不若羌活冲和湯為神藥也

〇風溫 風從熱故身發熱熱與熱搏故自汗

風溫尺寸俱浮素傷於風因時傷熱風與熱搏卽為風溫

其外症四肢不收身熱自汗頭痛喘息發渴昏睡或體重不仁。慎不可汗。汗之則譫語煩擾目亂無睛光病在少陰厥陰二經萎蕤湯小柴胡湯選用。未醒者柴胡桂枝湯發汗後復身灼熱知母葛根湯渴者瓜蔞根湯。脉浮身重防已湯。

濕溫 濕從寒故身惡寒濕與熱搏故自汗

濕溫寸濡而弱尺小而急。素傷於濕因時中暑。濕與熱搏。即爲濕溫。其狀胸腹滿目痛壯熱妄言自汗兩脛逆冷倦怠惡寒慎不可汗若發其汗使人不能言耳聾不知痛處。

其身青面色變是醫殺之耳濕溫在太陰蒼朮白虎湯加桂濕氣勝一身盡痛發熱身黃小便不利大便反快五苓散加茵陳臟虛自利附子理中湯

風濕

風濕脉浮先傷濕而後傷風也其症身體腫痛不能轉側額上微汗惡寒不欲去衣大便難小便利熱至日晡而劇治法但微解肌若止發汗則風去濕在非徒無益而又害之羌活冲和湯咽渴小便不利者五苓散外不熱內不渴小便利朮附湯熱而煩渴者小柴胡加天花粉中濕小便

不利。一身盡痛身黃。大便泄。茵陳五苓散。

〇溫毒中暍
中暍註云中暑

溫毒者。冬月感寒毒異氣。至春始發也。表症未罷。毒氣未散。故有發斑之候。心下煩悶嘔吐咳嗽。後必不利。寸脈洪數。尺脈實大。為病則重。以陽氣盛故耳。通用玄參升麻湯或黑膏主之。中暑脈虛而伏。身熱面垢。自汗煩燥。大渴毛聳背惡寒。昏倦身不痛。與傷寒諸証大不同。內外俱熱。口燥煩渴。四肢微冷身不痛。白虎湯。厥逆惡寒。橘皮湯。熱悶不惡寒。竹葉石膏湯。中暑小柴胡加香薷最良。脈遲。酒煞毛聳。口齒燥。人參白虎湯。霍亂煩燥大渴。腹痛厥冷轉筋。黃連香薷湯。煩冷服之。如熱服反爲吐瀉矣。凡中暑自汗者。不可用藥止汗。以暑當與汗而俱出也。内經曰。因於暑體若燔炭汗出而散。

○發熱

夫翕翕然而熱者。表熱也。蒸蒸然而熱者。裏熱也。屬表者。風寒客於皮膚。邪氣怫鬱於外。表熱而裏不熱也。屬裏者。陽氣下陷入陰中。裏熱甚而達於表也。其在半表半裏者。以表熱未罷。邪氣傳裏。裏未作實。則表裏俱熱。而但輕於純在裏也。太陰厥陰皆不發熱，惟少陰有之。但其脉沉或下利手足冷爲異耳。雖然傷寒發熱病之常也，脉陰陽俱虛熱不止者，汗後復發熱，脉燥疾下利者，皆不易治。

凡大汗則損氣，氣損則陽微，故脉虛而惡寒。大下則傷血，血傷則陰弱，故脉濇而發熱。故曰陽虛生外寒，陰虛生內熱。誤汗誤下，皆有此耳。且陰以陽爲主，陽以陰爲根。下之亡陰，陰無所主，邪氣搏之，血虛乃發熱也。

○頭痛

頭痛者，寒邪入足太陽經，上攻於頭，此表症也。脉浮緊無汗惡寒可發汗脉浮緩有汗惡風宜解肌照時令用藥陽明病不惡寒而反惡熱五六日不大便胃實煩渴熱氣上攻頭目脉實者調胃承氣湯少陽頭痛者小柴胡湯濕家鼻塞頭痛瓜蒂散搐鼻黃水出即愈痰涎頭痛胸滿寒熱瓜蒂散吐之厥陰乾嘔吐涎沫頭痛者吳茱萸湯主之三陽雖有頭痛不若太陽專主也三陰無頭痛惟厥陰有頭痛脉係絡於項巔也若痛連於胸手足俱青爲眞頭痛必死矣

○項強

項強者太陽感邪表症也發散則解結胸項強大陷胸湯陰毒初得病項背強咽痛心腹痛短氣厥逆吐利身如被杖附子湯正陽湯天行復作熱至晚則腰痛頭項強身重葛根生姜豉湯

○惡寒

惡寒者不見風亦惡寒身雖熱不欲去衣被寒邪客於榮衛陰氣上入陽中則洒淅而惡寒也經曰發熱惡寒者發於陽也無熱惡寒者發於陰也謂如或已發熱或未發熱必先惡寒而繼之以發熱此則發於陽也若初病惡寒而

踡脉沉細而緊此則發於陰也在陽則發汗在陰則温裏
或下症悉具而微惡寒者是表猶未解當先解表後攻裏
若少陰病惡寒而踡手足厥冷自利煩燥脉不至者不治

○惡風

惡風者見風則怯密室之中無所惡也風傷衛氣衛虚則
腠理不密由是而惡矣悉屬於陽非比惡寒有陰陽之別
若無汗而惡寒者爲傷寒當發汗汗出而惡風者則爲傷
風當解肌不可更發汗若裏症甚惡風未罷者當先解其
表汗不止惡風煩燥不得卧先防風白术牡蠣湯次小建

中湯。風濕惡風。不欲去衣。骨節煩疼。不得屈伸。汗出短氣。小便不利。或身微腫。甘草附子湯。

○背惡寒

背爲陽。腹爲陰。背惡寒。陽不足也。陽不足則陰氣盛。陰氣盛者。口中和。附子湯。陽氣內陷者。口乾燥。白虎湯。汗後惡寒。脉細數浮遲。嘔不止。理中丸。少陰病。脉沈細。惡寒者。四逆湯。若下利惡寒而踡。手足溫者。小建中湯。若惡寒而踡。時自寒。不欲厚衣。大柴胡湯。

○寒熱

往來寒熱者。陰陽相勝。邪正分爭也。屬少陽半表半裏証。蓋陽不足。則陰邪出表而與之爭。故陰勝而爲寒。陰不足。則陽邪入裏而與之爭。故陽勝而爲熱。邪居表多則多寒。邪居裏多則多熱。邪在半表半裏。則寒熱相半。乍往乍來而間作也。小柴胡專主往來寒熱。寒多者加桂。熱多者加黄芩。太陽症八九日如瘧狀。一日二三度發。不嘔清便。脉浮緩者爲自愈。不浮緩爲未愈。柴胡桂姜湯。病至十餘日。熱結在裏。大渴大便實。往來寒熱。大柴胡湯。若往來寒熱。胸脇滿而不痛者。半表半裏。症未入乎腑。小柴胡加枳桔。

婦人中風七八日，續得寒熱，發作有時，經水適斷，爲熱入血室，小柴胡湯。

〇潮熱

潮熱者，屬正陽明胃腑，旺於未申，一日一發，日晡而作，如潮水之有信也，專主胃中實熱燥糞使然，宜下之。如熱不潮，大便不實而脉浮者，表症尚在，未可與承氣湯，俟大便硬而燥渴，與自汗譫語者，急當下之。若潮於寅卯，則屬少陽；潮於巳午，則屬太陽，是又不可不辨。

〇似瘧

似瘧者。一名瘧狀作止有時非若寒熱往來之無定也。太陽病似瘧。脉浮洪。桂枝湯。清便自可不嘔。一日二三度發。桂麻各半湯。陽明似瘧。煩熱汗出。日晡發熱。脉浮。桂枝湯。脉實。承氣湯。婦人熱入血室。其血必結。亦如瘧狀。小柴胡湯。熱多寒少。陽勝陰也。尺脉遲者。建中湯。尺脉不遲。小柴胡和之。溫瘧脉和。平身無寒。但熱骨節煩痛時嘔。白虎湯加桂。渴者。小柴胡加瓜蔞根。厥陰脉浮緩。囊不縮。必發熱惡寒。似瘧爲欲愈。如脉不浮。面赤色有熱者。以其不能得小汗。身必痒。用桂麻各半湯。

無汗

無汗者。寒邪中經。腠理固密。津液內滲而無汗也。風暑濕皆令有汗。惟寒邪獨無汗出。太陽症無汗者。冬用麻黃湯。春秋冲和湯。夏月神术湯。項背強几几無汗者。葛根湯。陽明無汗而喘者。麻黃湯。脉弱無力難作汗者。血虛也。黃芪建中加术附湯。若當汗之證。與發汗劑二三貼。汗不出者難治。

自汗

自汗者。衛爲邪干。不能固密。腠理踈而汗出。有表裏虛實之分。若惡風寒自汗者。表症未解也。冬桂枝湯。餘月加減冲和湯。若汗後惡風寒。皆爲表虚。汗不止。黄芪建中湯。太陽症發汗。遂漏不止爲亡陽。术附湯。若自汗出不惡風寒是表症罷而裏症實也。用承氣湯。若小便自利汗出者。津液少也。急下之。汗出而渴。小便難者。五苓散。或汗出如油貫珠不流。喘而不休者。衛氣絶矣。皆不治。

戰汗

戰汗四症。有戰汗出而觧者。有不戰汗出而觧者。有振慄作寒汗出而觧者。有蒸蒸發熱汗出而觧者。

病有戰而汗出得解者。其脉浮而緊，按之反芤，此人本虚，故當發戰。脉浮，故當汗出也。

病有不戰汗出而解者，其脉浮而數，按之不芤，此人本實，以正勝邪，作戰不成，但汗出而解矣。

病有振慄而汗者，太陽病未解，脉陰陽俱停，雖劇當愈，必先振慄汗出而解矣。陽脉微者，先汗出而解矣。陰陽俱停，謂無偏勝，寸關尺大小浮沉遲數同等也。脉微者，是胃氣回，不再受邪也。

病有蒸蒸振汗者，小柴胡症具，而以他藥下之，柴胡症仍在者，復與柴胡湯，此雖已下之，不為逆，得湯必蒸蒸而振，發熱汗出而解矣。

頭汗

頭汗者，邪搏諸陽之首，則汗見於頭，至頸而還也。若遍身自汗出，謂之熱越。今熱不得越，而陽氣上騰，津液上湊，故汗出於頭。夫裏虛不可下，内涸不可汗，既頭有汗，不可再汗也。其或實熱在内，小便利，大便黑，爲畜血，頭汗出者，輕則犀角地黄湯，重則桃仁承氣湯。熱入血室，有半表裏症，頭汗出者，小柴胡湯。發黄頭汗出，小便難，渴飲水漿者，濕也，輕則茵陳五苓散，重則茵陳大黄湯。

手足汗

手足汗者，手足乃諸陽之本，熱聚於胃腑，則津液傍達於四肢也。蘊熱則燥煩譫語，手足汗出者，大承氣湯下之；挾寒則水谷不分，手足汗出者，理中湯溫之。

盜汗

盜汗者，睡中則出，醒則止矣。雜病則責於陽虛，傷寒責在半表半裏，故知膽有熱也，專主小柴胡湯爲當。

煩熱

煩熱者，邪熱傳裏，不經汗吐下，則爲煩熱，與發熱有異也。經曰：病人煩熱，汗出則解，如未作腑實，但當和解而已者心下滿而煩則有吐下之殊先煩而悸者爲實先悸而煩者爲虛虛謂心中欲嘔欲吐之貌陽明病心煩喜嘔壯熱往來心下悸小便難小柴胡加茯苓發汗後解十日許脉浮數可更發汗汗後晝煩夜靜不嘔渴無表症脉微沉乾姜附子湯大汗後六七日不大便煩而不解腹滿痛有燥屎也大承氣湯下之

煩燥

煩爲擾亂燥爲憤怒有陰陽虛實之别心熱則煩陽實陰虛腎熱則燥陰實陽虛煩爲熱輕燥爲熱重煩燥者先發

煩而漸至燥。燥煩者，先發燥而後發煩。太陽中風不得汗煩燥者，此邪在表，冲和湯。太便不通六七日，遶臍痛，煩燥而渴者，大承氣湯。太陽不得汗，臥內以火劫取汗，火熱入胃，此劫令煩燥也，小柴胡加牡蠣湯微發汗。燥不得眠，與大下後復發汗，晝煩夜靜，身無大熱，不渴不嘔，無表症，脉(沉)(微)，乾姜附子湯。又有不煩便作燥悶者，此陽盛格陰（一云陰盛拒陽），欲於泥水井中卧，飲水不入口者，四逆湯。其結胸煩燥及吐利四逆而煩燥，下利厥逆而煩燥，惡寒踡卧脉不出而煩燥者，皆不治。

懊憹

懊憹者，鬱悶不舒之貌。蓋表症誤下，正氣內虛，陽邪內陷。於心胸之間，則爲結胸。邪在心胸，宜吐。熱結胃腑，宜下。發汗吐下後，虛煩不得眠，懊憹者，與短氣而渴，胸中懊憹者，梔子豉湯。陽明病下後，懊憹而煩，胃中有燥屎，承氣湯下之。陽明無汗，小便不利，心下懊憹者，必發黄，茵陳湯利之。舌上白胎，飢不食，虛煩不眠，頭汗出，懊憹者，梔子豉湯。

身痛

身體痛者，雖曰太陽表邪未解，又有濕經發汗不同。如發熱惡寒頭痛身體痛脉浮緊者表未解也冬月麻黄湯餘月羌活冲和湯或下利脉沉身痛如被杖者爲陰寒症宜四逆湯温之發汗後身痛脉沉遲桂枝芍藥人參湯一身盡痛發熱面黄七八日熱結在裏有瘀血也桃仁承氣湯下之如身痛其身重者屬手陽明有風也葛根湯主治

拘急

拘急者手足不能自如屈伸不便如踡卧惡風之貌四肢諸陽之本因發汗亡陽陽虚而有此症自汗脉浮小便數心煩惡寒手足攣拳拘急芍藥甘草湯太陽病發汗遂漏

不止。惡風小便難、拘急者桂枝加附子湯。吐利後汗出發熱惡寒、四肢拘急手足厥冷者四逆湯。

咳嗽

咳者、俗呼爲嗽、肺爲邪所乘、氣逆不下故令咳嗽。有肺寒而咳。有停飲而咳。有邪在半表半裏而咳、治各不同。太陽病身熱咳嗽乾嘔、微喘而利、小青龍湯。身涼咳嗽乾嘔微利、心下滿引脇痛、十棗湯。四肢重痛腹疼下利、咳嗽或嘔、眞武湯。少陰病咳嗽四逆湯。少陽病往來寒熱胸滿而咳、小柴胡湯。

喘

喘者。有邪在表而喘。有邪在裏而喘。有水氣而喘。在表者。心腹濡而不堅。外証無汗。法當汗。在裏者。心腹脹滿。外症有汗。法當下。水氣喘者。心下怔忡。青龍加杏仁湯。太陽陽明合病。脉促。有汗而喘。葛根黃芩湯。經云。喘而汗出。宜利之。汗不出而喘。宜發之。若直視譫語。汗出如油。喘而不休死症也。

氣逆

氣逆者。氣自腹中時逆上衝也。因太陽病下之。表邪乘虛傳裏裏不受邪則氣逆上行邪仍在表當復汗之厥陰客熱氣上衝心此熱在裏也太柴胡湯下之病緩虛羸少氣氣逆上衝欲吐者竹葉石膏湯有動氣因發汗而氣上衝者李根湯

短氣

短氣者呼吸短促不相接續也內經曰短氣不足以息者實也大抵心腹脹滿而短氣者邪在裏而爲實宜下之承氣湯心腹濡滿而短氣者邪在表而爲虛也宜解之桂枝湯食少飲多水停心下而短氣者小半夏湯風濕相搏汗

出短氣小便不利惡風不欲去衣邪氣在表者甘草附子湯。

口乾

口乾者邪熱聚胃消耗津液故口乾熱而渴也經曰少陰病口燥咽乾急下之若不口燥咽乾脉沉者急温之又有漱水不下咽者若無表症必衄爲邪熱在經緣陽明血氣俱多經中熱甚迫血妄行犀角地黄湯口乾身大熱背惡寒者人參白虎湯有無表症胸腹滿如狂者畜血也桃仁承氣湯少陽口乾小柴胡湯和之

渴

渴者。裏有熱也。津液爲熱所耗。故令渴也。傷寒傳至厥陰爲消渴者。謂飲水多而小便少。乃熱能消水也。脉浮而渴屬太陽。小青龍去半夏加花粉。有汗而渴屬陽明。人參白虎湯。便實者宜下之。脉沉而渴屬少陰。大承氣湯。至於厥陰。又熱之極矣。俱當十之。無疑。太陽無汗喜渴。忌白虎。以無汗故也。宜小柴胡湯。陽明汗多而渴。戒五苓。以汗多故也。宜竹葉石膏湯。先嘔後渴。此爲欲解。當與水解。先渴後嘔。爲水停心下。赤茯苓湯。小便不利而渴。五苓散。中暑脉虚。身熱而渴者，白虎人参汤。

胸胁满

胸满者，胸间气塞满闷也，非心下满。胁满者，胁肋下气填胀满也，非腹中满。盖邪自表传里，必先胸胁，以至心腹入胃，是以胸满多带表症，宜微汗。惟胁满多带半表半里，小柴胡加枳桔和之。胸中痰实者涌之，胸中结实燥渴大便闭者下之。

结胸

经曰：病发于阳而反下之早，热入因作结胸。活人注曰：发熱惡寒者發於陽也此說非也陶節庵云風屬陽風傷衛氣太陽傷風當用桂枝湯止汗散邪反誤下之故成結胸耳非曰發熱惡寒者發于陽之謂也如傷寒陽經當汗且不可下況曰早乎若脉浮大若表症若水氣俱不可下亦有不因下而心下硬滿者經曰病人手足厥脉乍緊邪結胸中心滿而煩飢不欲食當吐之是病在胸中也經曰陽明心下硬滿不可下下之利不止而死是邪氣自表傳裏留于心下未全爲實法當吐之故有此戒若寸脉浮關尺皆沉緊宜下若脉浮大或有表症先用小柴胡以觧表外

痓強項心下滿硬而痛此實邪在裏當下之大結胸不按而痛連臍腹硬不可近者大陷胸湯或太峻用丸小結胸按之痛心下硬小陷胸湯熱實結胸懊憹煩渴心下痛少與大陷胸湯寒實結胸無熱症枳實理中丸心下怔忡頭汗出無大熱爲水結胸若結胸症煩燥悉具者必死矣

痞

經曰病發於陰而反下之早因作痞氣活人註云無熱惡寒者發于陰也此論非也陶節庵云寒屬陰寒傷榮血太陽傷寒當用麻黃湯發汗散邪反誤下之故成痞耳非曰

無熱惡寒者發于陰之謂也如傷寒傳經之陰決當分輕重而下之胡云下之早乎則知無熱惡寒乃真中陰也非傳經之陰也若惡寒汗出痞滿者附子瀉心湯服後小便不利者五苓散表未解心下妨悶者曰支結柴胡桂枝湯

腹滿

腹滿者邪入太陰脾上也若痛爲裏實須下之承氣湯時減者爲裏虛當溫之理中湯若表解內不消非大滿猶生寒熱亦未可下是邪全未入腑若太滿大實堅有燥屎雖日數少亦當下之謂邪已入腑也太陽病誤下腹滿而痛

桂枝加芍藥湯。甚者桂枝加大黃湯。陽明病發熱腹滿微喘口乾。不大便。小柴胡湯。噦而小便難加茯苓。　三陽合病腹滿身重難轉側。譫語口中不仁。小柴胡湯。太陰腹滿吐食不下。枳梗理中湯。少陰咽乾腹滿不大便急下之。承氣湯。大抵陽熱為邪則腹滿而咽乾。陰寒為邪則腹滿而吐利。食不下。若曾經吐汗下後腹滿者治各不同。

腹痛

腹痛者。緣邪氣入裏與正氣相搏則為腹痛。如陽邪傳裏而痛者。其痛不常。用辛温之劑和之。小建中湯。陰寒在內而痛者，痛無休止，常欲作利，以理中湯溫之。有燥屎宿食而痛者，則煩而不大便也，大承氣湯下之。少陰下利清穀，脉欲絶，腹痛者，通脉四逆湯。腹痛小便不利者，真武湯。實痛而閉，脉實者，桂枝大黄湯。經云：諸痛爲實，則痛隨利減，是治痛大法也。

小腹滿

小腹滿者，臍下滿也。若胸滿、心下滿、腹中滿，皆爲邪氣而非物。今小腹滿，則爲有物而非氣。若小便利者，則爲畜血之形。小便不利，乃溺澁症也。滲利之劑，宜分兩途。太陽病不解熱結膀胱其人如狂小腹急滿結痛者桃仁承氣湯下盡黑物則愈太陰身黄脉沉小腹滿小水不利者五苓散利之經曰病人素有痞氣連在臍傍痛引小腹入陰筋者名臓結死也病者手足厥冷真武湯不結胸小腹滿按之痛者此冷結在膀胱關元宜灸關元穴

嘔吐

嘔者聲物俱出吐者無聲而但出物也較其輕重則嘔甚於吐盖表邪傳裏裏氣上逆故嘔吐水谷不下也有胃熱脉弦数口苦煩渴有胃寒脉弦遲逆冷不食小便利有水

氣。先渴後嘔膈間怔忡有膿血喉中腥奔逆一衝。不須治之。嘔膿盡自愈。四者不可不辨。大抵邪在半表半裏則多嘔吐若裏熱而嘔吐者亦有之。經曰、嘔多雖有陽明症不可攻。爲其氣逆未收斂爲實也。或嘔而脉(弱)小便利身熱而見厥者難治。太陽少陽合病自利而嘔黄芩加半夏生姜湯。太陽陽明合病。當自利。若不利但嘔。葛根加半夏湯。太陽病發熱汗出。心下煩鬱痞硬而嘔吐者。大柴胡湯。三陽發熱而嘔逆。小柴胡嘔而渴者猪苓湯五苓散。少陰病又吐但欲寐。五六日自利而渴。小便色白四逆湯。先嘔後渴，此爲欲解，宜與水。解。先渴後嘔，爲水停心下，赤茯苓湯。

乾嘔

乾嘔者，空嘔而無物出也。大抵熱在胃脘，與谷氣并，熱氣上薰，心下痞結，則有此症。太陽汗出乾嘔，桂枝湯。少陰下利乾嘔，姜附湯。厥陰吐涎沫乾嘔，吴茱萸湯。又有水氣二症：太陽表不解，心下有水氣，身熱乾嘔，後喘或自利，小青龍湯；不發熱，只惡寒脇痛，咳而利，乾嘔者，亦水氣也，十棗湯。

噦

噦即乾嘔之甚也蓋因胃氣本虛汗下太過或恣飲冷水水寒相搏虛逆而成也又有熱氣壅鬱上下不通而噦者輕則和解踈利重則温散噦而腹滿大便不利先用半夏生姜湯次用小承氣小便不利者豬苓湯噦不止者乾姜橘皮湯噦家若不尿而噦者則病篤矣

咳逆

咳逆者俗謂迄忒是也纔發聲於咽喉則遽止軋然連續數聲然而短促不長古謂之噦非也噦與乾嘔無異但噦

則聲濁惡而長比之迄甙大有逕庭矣若脉實有力者少與承氣湯微利之若便軋脉來無力瀉心湯如脉散者難治。

下利

傷寒下利多因於熱熱邪傳裏裏虛助熱乃爲下利三陽下利手足溫少陰厥陰下利身凉無熱此大槩耳夫自利清穀不渴小便色白厥冷惡寒脉沉遲無力此寒症也所渴欲飲水溺色如常泄下黄赤發熱後重此熱症也寒者理中四逆湯熱者小柴胡猪苓湯寒因自中陰經熱因風

邪入胃木來侮土故人暴下。或溫或攻或清下焦或利小
便隨症施治太陽々明合病下利脉浮葛根湯太陽少陽
合病下利乾嘔脉浮弦黄芩湯少陽々明合病下利身熱
脉長大而弦者爲負々者死長大不弦爲順大承氣湯太
陰自利不渴與夫厥逆無脉而利者四逆湯少陰咽痛下
利胸滿心煩脉微者猪膚甘桔湯渴而自利純清水心下
硬痛口乾者此不可溫急用大承氣湯下之下利清谷身
痛者急當救裏四逆湯清便自調急當救表桂枝湯下利
譫語脉沉有力急當下之大承氣湯腸鳴腹痛下利脉沉

遲無力急當溫之小建中湯若下利譫語目直視下利厥冷燥不眠下利發熱厥而自汗下利厥冷無脉灸之不溫脉不至者下利一日十數行脉反實者皆不治

便膿血

衝脉爲血之海即血室也男女均有此血氣亦均有此衝脉衝脉得熱血必妄行在男子則爲下血譫語在婦人則爲寒熱似瘧皆爲熱入血室逼血下行則血熱而利也挾血之脉乍澁乍數或伏或沉血熱交併則脉洪脩大抵男多于左手女多于右手見之又有陰寒爲病下利便膿血

者乃下焦虛寒腸胃堅固清濁不分而利下膿血也二者一爲挾血一爲陰寒臨病最宜精別

陽明病下血譫語胸脇滿如結胸夜則見鬼此爲熱入血室小柴胡湯

少陰病下利便膿血者桃花湯

腹滿身熱下如魚腦日濕囊地榆散黃連阿膠湯

下後無表裏症脈数不解消谷易飢多日不大便此爲瘀血桃仁承氣湯或小柴胡加桃仁大黃

厥逆

陽氣伏藏陰氣越出陰陽不相順接所以厥也若先熱而

後厥者乃熱邪伏于内也先厥而後熱者乃陰退而陽得復也若初得病便厥者是陽不足而陰勝也熱伏于内者其脉沉而数狂言發渴露手揭衣燥不得眠或大便閉初病便厥者其脉沉遲而弱醒醒而静悪寒引衣或下利清谷其或悪寒踡卧煩燥下利不知人皆爲悪候仍灸太谿穴

四逆

四逆者手足厥冷不温盖邪在表則手足熱邪在半表裏則手足温至于邪傳少陰則手足冷逆也然自熱而至温

由溫而至厥。乃傳經之邪。輕則四逆散。重則承氣湯下之。若初得病便厥者。輕則理中湯。重則四逆湯溫之。此是陰經受邪。乃陽不足而陰有餘也。若或惡寒厥逆。踡卧煩燥。吐利而脉不至者。皆惡候。

不大便

不大便者。因發汗利小便過多。耗損津液。以致腸胃乾燥故也。經曰。其脉浮而數。能食不大便。此爲實。名曰陽結。宜大柴胡湯。若不了了得屎而解。其脉沉而遲。不能食。身体重。大便難。名曰陰結。宜金液丹。 若陽明病。汗多。或已經

發汗利小便而大便不通者此津液枯竭宜審導通之

譫語

經曰邪氣盛則實精氣奪則虛故實則譫語虛則鄭聲蓋胃中實熱上乘于心輕則睡中呢喃重則不睡亦語有譫語者有獨語者有語不休者有言亂者此數者熱之輕重所致也大抵熱入于胃水涸糞燥必發譫語爲實也有被火劫取汗而譫語者有亡陽而譫語者有下利清谷不渴譫語者此爲虛也或脉來沉實洪數有力大便不通小水赤燥渴而譫語者或潮熱自汗或下利純清水心腹硬痛

譫語者，皆裏症，邪熱燥屎也，俱大承氣下之。下後利不止，與喘滿氣逆上奔，自利氣脫而下奪，皆爲逆也。三陽合病，身重脉實，難以轉側，口中和，面垢遺尿，白虎湯。或大便結，大熱乾嘔錯語，呻吟不眠，犀角解毒湯。初得病，無熱，狂言煩燥不安，精采不與人相當，與五苓散三錢，以新汲水探吐一法。用桂苓湯，狂言嗽水，不欲嚥，大便黑，小水自利，身黄脹滿，此因當下失下，是瘀血譫語，桃仁承氣下盡黑物則愈。婦人經水適來適斷，續得寒熱，此爲熱入血室譫語，小柴胡湯。

鄭聲

鄭聲者。如鄭衛之音。轉不正也。蓋汗下後。若病久。本音失而正氣虚。則語散不知高下。乃精氣奪之候。其脉微細。大小便自利。小柴胡湯。

小便不通

小便不利者。邪氣聚于下焦。結而不散。甚則小腹硬滿而痛。大抵有所不利者。滲利之。若引飲過多。下焦多熱。或中濕發黄。水飲停滯。皆以利小便為先。惟汗後亡津液。胃中乾。與陽明汗多者。則以利小便為戒。或小水不利。而頭汗田者乃陽脫關格其病篤矣引飲過多小便不利下焦蓄熱脈浮者五苓散脈沉猪苓湯太陽病身黃脈沉小腹硬小水不利者知無血也與陽明無汗小便不利心中懊憹者必發黃茵陳五苓散黃自退而小便清矣

小便自利

小便自利者爲津液偏滲大便必硬宜下之太陰病當發身黃其小便自利者則濕熱內泄不能發黃惟血症小腹急如狂小水自利者腎與膀胱虛而不能約制水液桃仁承氣下之

舌胎

舌乃心之苗色應南方火邪在表則未生胎邪入裏津液結搏則生胎其胎白而滑小柴胡湯熱氣漸深其胎燥而澁熱聚于胃其胎必黄宜承氣湯下之若舌上黑胎者則熱巳甚病巳篤經曰熱病口中乾舌黑者死乃腎水刑心火也脉浮陰陽俱緊口中氣出舌中乾燥踡卧足冷鼻涕舌上滑胎勿妄治也到七八日以來微發熱手足温者為欲解若七八日以上反大發熱者難治設有悪寒者小柴胡加乾姜服之

臟結

臟結者。臟氣閉結而不流布也。外症如結胸狀。但欲食。腹滿如故。時時下利。舌上白胎者爲異。其脉寸浮關沉緊。痛引陰筋。臍腹脹痛者難治。

咽痛

咽喉不利。或痛或痒。不能納食。皆毒氣上衝所致。經曰。太陽病下之。脉緊者。必咽痛。以太陽之邪傳于少陰也。少陰之脉。循喉嚨。挾舌本。少陰咽痛。脉浮遲。厥冷。或吐利。並不可汗下。用甘桔湯。猪膚湯。甚則半夏散。通脉四逆湯去芍藥加桔梗咽中生瘡不能言聲不出者苦酒湯咽中閉塞烏扇湯口瘡赤爛蜜浸黄栢嚥咽痛甚者升麻六物湯若傷寒六七日大下後寸脉沉遲尺脉不至咽喉不利唾膿血手足厥利不止難治。

頭眩

頭眩者少陽半表半裏之間表邪傳裏表中陽虛故眩。小柴胡湯少陰病下利止而頭眩時時自冐此虛極而脱也風家亦有頭眩者此風氣運旋故也太陽病若下之後發汗表裏俱虛其人必眩冐冐家汗自出而愈陽明病頭眩不惡寒，能飲食而咳，茯苓白术甘草生姜湯。少陽病，口苦目眩，小柴胡湯。汗吐下後，虛煩而脉(沉数)，心下痞，腸痛，咽喉不得息，身振搖，筋肉惕，久則成痿，茯苓白术桂枝甘草湯。

鼻衄

經絡熱甚，迫血妄行于鼻者，爲鼻衄。是雖熱甚，邪猶在經，不可發汗。衄血，故爲欲解。若衄不止，而頭面汗出，其身無汗，及發汗不至足者，難治。太陽症衄血，及服桂枝湯後致衄者，爲欲解。犀角地黄湯。衄而不止，茅花湯。若血而成流者。不須服藥少刻自解。若點滴不成流者。必服藥無疑經曰奪血者無汗奪汗者無血俗以血爲紅汗。厥有旨哉衄家不可大汗。汗之必額上陷脈(緊)急目直視不能眴不眠。芍藥地黃湯。陽明嗽水不欲嚥。犀角地黃湯。衄而煩渴欲水。水入即吐。先服五苓散。次服竹葉石羔湯。若少陰但厥無汗。強發之必動其血或從口鼻耳目中出名下厥上竭爲難治。當歸四逆湯仍灸太谿湧泉。

吐血

吐血者。諸陽受熱其邪在表當汗不汗。致使熱毒入臟積畜于内，遂成吐血。凡見眼閉目紅，神昏語短，眩冒迷妄，煩燥嗽水，驚狂譫語，鼻衄唾紅，背冷足寒，四肢厥逆，胸腹急滿，大便黑，小便頻數，皆瘀血症也。不必悉具，但見一二，便作血症主治。初得此症，急宜治之，犀角地黄湯；吐者其後必吐膿血，三黄瀉心湯；血熱者黄連阿膠湯。

心悸

心悸者，築築然動，怔怔忡忡，不能自安是也。其證有二：有氣虚有停飲。氣虚者，陽氣內弱，心中空虚而爲悸；又有汗下後正氣內虚，亦令人悸，與氣虚而悸者則又甚，法當定治其氣也。其停飲者，由飲水過多，水停心下，心火惡水不能自安。雖有餘邪，必先治悸與水也。如小便利者，茯苓桂枝白朮湯。小便少者，豬苓湯。

發黃

內經曰：濕熱交併，民多病癉。癉者，癉陽而無陰也。太陰脾土濕熱所蒸，色見于外，必發黃。濕氣勝則如熏黃而晦，熱氣勝則如橘黃而明。傷寒發黃，熱勢已極，與畜血相類。但小便不利，大便實者，為發黃。輕則五苓散，重則茵陳湯。小便自利，大便黑者，為畜血。輕則犀角地黃湯，重則桃仁承氣湯。濕家爲病。一身盡痛。發熱。身如薰黃。小便不利者五苓散。小便自利無黃者朮附湯。若形如烟煤。搖頭直視環口。黎黑。舉躰發黃者。此皆臟也。

發斑

發斑者。大熱則傷血。血熱不散。裏實表虛。熱氣乘虛出於皮膚而爲斑也。輕則如疹子。重則如錦紋。或本屬陽。誤投熱藥。或當汗不汗。當下　下。或汗下未解。皆能致此。有兩症。一曰溫毒。即冬時觸寒。至春發。汗下不解。邪氣不散。故也。一曰熱病。因冬時溫暖。感乖癘氣。遇春暄熱而發也。愼不可發汗若汗之重令開泄更增斑爛矣然斑之方萌與蚊跡相類發斑多見于胸腹蚊跡只見于手足陽脉洪大病人昏憒先紅後赤者斑也脉不洪大病人自靜先紅後黄者蚊跡也其或大便自利或短氣燥屎不通黑斑如果實靨者盧醫不能施其巧矣凡汗下不觧足冷耳聾煩悶咳嘔便是發斑之候温毒發斑咳而心煩下利嘔吐下部并口有瘡者黄連橘皮湯陽毒斑如錦紋面赤咽痛脉洪大不知人者三黄石羔湯便實燥渴者調胃承氣下之發斑通用升麻犀角湯熱多者玄參升麻黄連一物湯 凡

赤斑五死一生，黑斑不救

發狂

難經曰：重陽者狂。傷寒熱毒在胃，併入于心，遂使神不寧，志不定，始得少卧不飢，譫語妄笑，甚則登高而歌，棄衣而走，踰垣上屋，罵詈不避親踈，皆獨陽亢盛，不大下之，何能止也。若因當汗不汗，瘀熱在裏，下焦畜血如狂，大小便不利。雖時如狂，未至于狂耳，桃仁承氣下之。重陽即陽毒，脉洪大，面赤，咽痛，潮熱發狂，或下利黃赤，陽毒升麻湯。不效者，三黃石羔湯。大便實者，調胃承氣湯。經曰：太陽病不解熱結膀胱其人如狂而血下者愈若外症已解但小腹急結與夫脉沉身黃唇燥嗽水小水自利者亦是血症如狂輕則犀角地黃湯重則桃仁承氣下之若狂言宜視便溺自遺與汗後大熱脉燥狂言不能食者此為可慮也

肉瞤筋惕

內經曰陽氣者精則養神柔則養筋發汗過多津液潤少陽氣偏枯筋肉失所養故惕惕然動瞤瞤然跳也非溫經助陽之藥何以愈乎故設真武湯以救之廳者去芍藥有熱者去附子或因汗吐下後表裏俱虛而有此症者此逆

之甚也。

拂鬱

拂鬱者。乃陽氣蒸越。形於頭面體膚之間。聚而不散也。其症不同。如大便硬而氣短燥渴者實也。大柴胡。汗下後有此症。飲水而噦者胃虚也。桂枝人參湯加茯苓。初得病發汗不徹。併於陽明。續自微汗出面色赤者。陽氣拂鬱也。解肌湯。或汗不徹。其脉浮緊者。麻黄湯。或小便不利。時有微熱。大便乍難。拂鬱不得臥。此有燥屎作實也。承氣湯下之。

瘥後昏沉

瘥後或半月。或十餘日。終不惺惺錯語少神。或寒熱似瘧。或潮熱。此因發汗不盡。餘熱在心包絡間故也。知母麻黃湯微汗之。若胃口有熱。虛煩而嘔者。竹葉石羔湯加生姜。嘔吐不已。膈上有寒。理中湯。從腰以下有水。牡蠣澤瀉散。日暮微煩。以病方瘥。強與谷食不消也。損谷則愈矣。

劳復食復

病新瘥後。因劳動再發爲劳復。緣氣血未平。餘熱未盡。一或有劳熱氣逆。還于經絡而復發也。小柴胡湯加減治之。表者汗之。裏者下之。病新瘥後。而多食復發者爲食復。緣

土虛不能勝谷氣也。合損谷則愈。輕則消化。重則吐下。如關脉實大熱煩渴譫語腹痛大便實急下之不可緩也

動氣

動氣者。臟氣不調。築築然跳動。隨所主而形見于臍之左右上下也。其人先有痞氣而先感傷寒。醫人不知痞積在內。妄施汗下吐法。致動其氣。故曰動氣。凡汗吐下不可輕然傷寒有外症為當者。蓋不在脉之可見。必待問症之為得。又有真氣內虛。水結不散。氣與之搏。即發奔豚。以其走動衝突如豚奔也。皆不宜汗下。通用理中去白朮加桂。因

白朮燥腎閉氣故去之桂能泄奔豚故加然不言當臍有動氣者脾爲中州以行津液妄施汗下必先動脾氣是以不言也臍之左右上下動氣且不宜汗下況中州之氣豈敢輕動之乎

不仁

不仁者謂不柔和痛痒不知鍼灸不知也經曰諸虛乘寒爲鬱冒不仁蓋其血氣虛弱不能周流于一身于是正氣爲邪氣所伏故肢躰頑麻不仁厥如死屍用桂麻各半湯不愈者補中益氣湯入姜汁若身体如油喘而不休水漿

不入者。此爲命絶也

陰陽易陰陽交

陰陽易者。如換易之易。以其邪毒之氣。交相易換也。男子病新瘥。婦人與之交動淫慾而得病者。婦人病新瘥。男子與之交動淫慾而得病者。其候身重氣乏。小便赤澀。頭不能舉。足不能移。四肢拘急。百節解散。眼中生花。熱氣衝胸。在男子則陰腫。入小腹攻刺。在婦人則裏急。連腰胯重引腹内痛。若手足攣拳。其脉離經者皆不治。若不因易而自病復發。爲女勞復。通用逍遥散加減治之陰陽交者汗病不得發汗。又之復生大熱狂言不食。其脉燥疾者不治。若脉浮數表症猶在可再汗之若脉沉實則爲胃實。又當下之後復熱者同此法。再汗用桂枝湯再下用承氣湯

不眠

不得眠者陽盛陰虚則晝夜不得眠。蓋夜以陰爲主陰氣盛則目閉而卧安若爲陽所勝故終夜煩擾而不得寧所謂陰虚則與夜爭也。汗出鼻乾不得眠者邪在表耳葛解肌湯若胃有燥屎。大熱錯語及大汗。胃中乾不得眠者。邪

在裏也宜大承氣湯下之胃不和則卧不安故宜徹熱和胃也若汗下後虛煩不得眠枝子豉湯咳而嘔心煩悶不得眠者水氣也豬苓湯吐下後心中懊憹不得眠者枝子豉湯陽勝陰狂言不得眠心煩乏氣者酸棗湯陰勝陽則驚悸昏沉錯語呻吟不眠者犀角地黃湯汗出脉(虛)不眠者小建中湯

多眠

夫衛氣者晝則行陽夜則行陰行陽則寤行陰則寐陽氣虛陰氣盛則目瞑故多眠乃邪傳于陰而不在陽也昏昏

閉目者陰自闔也默默不言者陰至靜也太陽病十餘日脉浮細嗜卧者外已解神將復也設胸滿脇痛鼻乾不眠者風熱內攻不得汗者小柴胡湯脉浮者羌活冲和湯冬用麻黄湯少陰病但欲寐尺寸俱沉細者四逆湯少陰病欲吐不吐欲嘔不嘔心煩多寐五六日自利而渴小便白者四逆湯若復煩熱不得卧者不治三陽合病欲眠目合則汗譫語者有熱也小柴胡湯

瘈瘲

瘈瘲者瘈則急而縮瘲則緩而伸熱則生風風主乎動故

筋脉相引而伸縮。傷寒至此症，可謂危矣。能以去風滌熱之劑，間有生者，是其幸也。治法與痓病同。

二痓

痓者先太陽中風，重感于寒，無汗為剛痓；重感于濕，有汗為柔痓。俱身熱足冷，頸項強急，惡寒頭熱，面紅眼赤，獨頭搖卒口噤，背反張，手足攣搐，皆痓病也。傷風頭痛，常自汗出而嘔，若汗之，必發痓。大發濕家汗，亦作痓。新產血虛，汗出當風，亦成痓。若脉沉而遲，或緊或散于指外者，皆死症也。有汗加減冲和湯，無汗者羌活冲和湯。口噤咬牙者大承氣湯下之。

戰慄

戰慄者陰陽相爭。故身爲之戰搖也。邪氣外與正氣爭則爲戰內與正氣爭則爲慄。戰者正氣勝故有得汗而解。慄則不戰而但鼓頷。遂成寒疝矣。此陰氣內盛正不勝邪。經曰。陰中于邪必內慄也。又云。邪中下焦陰氣爲慄足膝逆冷。便溺妄出。皆此類耳。宜姜附四逆湯加灼艾若復燥而不得卧者不治。

霍亂

霍亂者。上吐下利。揮霍撩亂也。因邪氣飲食所傷。邪在中焦。既吐且利。邪在上焦。吐而不利。邪在下焦。利而不吐。俱用正氣散加半夏生姜汁治之。如吐利不止者。理中湯。如上下不通。腹痛甚而頭痛發熱者。桂枝大黃湯。此爲乾霍亂。因所傷之物不得出。壅塞正氣。陰陽隔絶。死者多矣。先用吐法。

百合

百合者。百脉一宗。舉身皆受病。無復所謂經絡傳次也。大病虚勞之後。臟腑不平。變成此症。似寒無寒。似熱無熱。欲食不食欲卧不卧欲行不行口苦便赤藥入即吐利也其脉(微)(数)每尿則頭痛者六十日愈不頭痛但淅然惡寒者四十日愈若尿則快然但頭眩者二十日愈俱用百合知母湯地黄湯滑石代赭湯

狐惑

狐惑者猶豫不决進退之義也狐惑失鑒皆虫症蓋腹中有熱食入無多腸胃虚空三虫求食而食人五臟其候四肢沉重惡聞食氣默默欲眠目閉舌白齒晦面目間赤白黑色變易無常虫食下部爲狐下唇有瘡其咽乾虫食其

臓爲祟上唇有瘡其聲啞。二者通用黄連犀角地黄湯加桃仁。越人望而畏之。

蚘厥

蚘厥者、厥陰病人素有寒。妄發其汗。或汗後身有熱。又復汗之以致胃中虚冷。飢不能食。食即吐蚘。乍静乍煩。蚘或上或下。蚘聞食臭必出所以食即吐蚘也。先用理中湯。次用烏梅丸。若誤下之。利不止。四逆湯。

類傷寒四症

痰症

痰症憎寒壯熱。惡風自汗、胸滿氣上衝咽不得息、但身不痛。項不強、若涎多者、亦隱々頭疼、脉有寸浮者、亦有寸伏者。以意參之。柴胡半夏湯、金沸草散、氣上衝者。瓜蒂散吐之、

傷食

傷食亦頭疼惡寒、身熱少。但左手脉平和。右手脉緊盛知爲傷食也、大橘皮湯。二陳湯。心腹滿痛、大柴胡湯下之胸滿嘔吐。瓜蒂散吐之、

虛煩

諸虛煩熱與傷寒相似但不惡寒頭不痛身不痛爲異耳表旣虛不可汗裏不實不可下叔和云虛煩有熱不可攻

脚氣

傷寒傳足不傳手所以寒濕之氣發于足則類傷寒其症頭疼身熱肢節痛大便閉或嘔但初病時起于脚膝屈弱不能移動爲異耳感于寒所患必冷越婢小續命湯入生姜汁最妙感于暑所患是熱小續命去附子減桂一半脚腫木瓜散檳榔散大便閉脾約丸

纂要[illegible]

傷寒六書纂要辨疑卷之四

傷寒胡病十三法

一傷寒發狂奔走人難制伏先於病人處生火一盤用醋一碗傾于火上其烟冲鼻入内即安方可察其陽狂陰燥親切用藥庶無差也若初病起頭痛發熱惡寒方除以後登高而歌棄衣而走大渴欲死脉來有力者乃因邪熱傳裏陽盛發狂此爲陽狂當用寒藥下之凡見舌捲囊縮者不治若初病起無頭疼身微熱面赤戴陽煩燥脉來沉微無力欲坐卧於泥水中者乃因寒極而發

燥即陰症似陽此爲陰燥當用熱藥溫之凡見厥冷下利譫語者不治醫者不看脉之虛實妄以爲虛陽上膈而燥煩爲實熱反與凉藥使渴愈甚燥愈急則氣消而成大害矣須詳脉來有力無力此爲良法

一傷寒腹中痛甚將凉水一盞與病人飲之其痛稍可者爲熱痛當用凉藥清之清之不已或遶臍硬痛大便結實煩渴爲燥屎痛急用寒藥下之若食積痛同治法如小腹硬痛小水自利大便黑身目黃者屬畜血痛用寒劑加行血藥下盡黑物則愈此三者皆痛隨利減之法

也若飲水後愈加作痛屬寒痛當用溫藥和之和之不已或四肢厥冷腹痛嘔吐瀉利急用熱藥救之

一傷寒直中陰經真寒症甚重而無脉或吐瀉脫元而無脉將好酒姜汁各半盞與病人服之其脉來者可治當察其脉用藥不拘脉浮沉大小但指下出見者生如用此法脉不至者死又當問病人有何痛處若有痛症要知痛甚者脉必伏宜隨病制宜如無痛症用此法而脉至者乃為吉兆尤當問病人若平素原無正取脉須用覆手取之脉必見也此屬反關脉診法與正取法同若

平素正取有脉後因病診之無脉者亦當覆手取之取之而脉出者陰陽錯亂也宜和其陰陽如覆取正取俱無脉者必死

一傷寒舌上生胎不拘滑白黃黑俱用井水浸青布片於舌上洗净後用生姜片子時時浸水刮之其胎自退凡見舌生黑胎芒刺者必死此熱毒入深十有九死是腎水尅心火也若發黃者用生姜時時遍身擦之其黃自退若心胸脇下有邪氣結實滿悶硬痛法用生姜一斤擣查去汁炒微燥帶潤用絹包於患處款款熨之稍可

又將查和勻前汁炒乾再熨許久令其豁然寬快此為良法。

一傷寒鼻衄成流久不止者將山梔子炒黑為細末吹入鼻內外將水濕紙搭于鼻冲其血自止若點滴不成流者其邪在經未解照後秘方用藥不在此法。

一傷寒熱邪傳裏服轉藥後用鹽炒麥皮一升將絹包於病人腹上熨之使藥氣得熱而行大便易通矣。

一傷寒吐血不止用韭汁磨京墨呷之其血見黑必止如無韭汁用雞子清亦可正謂赤屬火而黑屬水也。

一傷寒直中陰經眞寒症或陰毒證身如被杖腹中絞痛嘔逆沉重不知人事四体堅冷如石手指甲唇青藥不得入口六脉沉細或無脉欲絕者將葱縳一握切去根葉取白三寸許搗如餅先用麝香半分填于臍中後放葱餅臍上以火熨之連換二三餅稍醒灌入生姜汁煎服回陽救急湯如不醒再灸關元氣海二三十壯使熱氣通其內逼邪出于外以復陽氣如用此法手足溫和汗出即醒者生也若用此法手足不溫汗不出不省人事者必死

一傷寒熱病熱邪傳裏凡極無觧用黄連煎水一盞放井中頓冷浸青布搭在胸中徐徐換之待熱勢稍退即除不可久漬夏天用此法冬不宜用

一傷寒服藥轉吐出不納者隨用竹管重捺内関後將生姜自然汁半盞熱服其吐即止大凡服寒藥熱飲熱藥寒飲中和之劑温和服之如要取汗雖辛甘之劑亦宜熱服如要止汗雖辛甘温之劑亦宜温服

一中風痰厥昏迷卒倒不省人事欲絶者先用皂莢末撚紙燒烟冲入鼻中有嚏可治隨用吐痰法將皂莢末五

分。半夏白礬各三分爲細末。姜汁調服、探吐後。服導痰湯。加減治之。無嗟不可治。

一治乾霍亂不得吐者。用滚湯一碗。入皂莢末二分。塩一撮。調服探吐。莫與米湯。設若與之即死。是谷氣反助邪氣也、

一中寒卒倒昏迷不省者。先用熱酒姜汁各半盞灌入。稍醒後服加味理中湯。如不飲酒者、止用姜汁灌之。依法調治。此症冬月有之。餘月少也

秘用三十七方。執註三十七槌法

升麻發表湯　即麻黃湯加減

治冬月正傷寒頭痛發熱惡寒脊強脈浮緊無汗爲表症此足太陽膀胱經受邪當發汗如頭如斧劈身如火熾者宜用

麻黃四分　桂枝　甘草各三分　杏仁去皮尖

白芷　防風各八分　升麻五分　羌活

川芎各一錢

發熱惡寒頭痛無汗而喘者加乾葛去升麻

身體痛加蒼朮芍藥去杏仁

身痒面赤者以不得小汗出去白芷杏仁加柴胡芍藥
胸中飽滿者加枳殼桔梗。
感寒甚重服不作汗宜再服二三劑汗仍不出者必死
水二鍾姜三片葱白二莖槌法加豆豉一撮煎之熱服取
汗宜厚被覆首若中病即止不得多服多則加別病
疎邪實表湯　即桂枝湯加減
治冬月正傷風頭痛發熱惡寒脊強脈浮緩自汗爲表
症此足太陽膀胱經受邪當實表散邪無汗者不可服
白朮　赤芍各一錢　桂枝三分　防風

川芎　羌活各八分　甘草二分

如汗不止。加黃芪。　喘。加柴胡杏仁。

水二鍾。姜三片。棗二枚。槌法加膠飴二匙。煎之温服

羌活冲和湯　以代桂枝麻黃青龍各半等湯。此太陽經之神藥也。治春夏秋感冒暴寒。頭疼發熱。惡寒脊強無汗。脉浮緊。宜發散。不與冬時正傷寒同治法。此易非獨治三時暴寒。春可治温。夏可治熱。秋可治濕。治雜症亦有神効。

川芎　防風　蒼术各八分　羌活

黃芩　地黃各一錢　白芷八分　甘草

細辛各三分

胸中飽滿加枳殼桔梗去地黃。

夏月加石羔知母名神术湯如此湯不作汗加蘇葉。

喘加杏仁地黃汗後不解宜再服汗下兼行加大黃釜底抽薪之法。

其春夏秋感冒非時傷風亦有頭痛惡寒少熱自汗脉(浮)(緩)宜實表去蒼术細辛加白术若汗不止加黃芪芍藥。

水二鍾薑三片棗二枚煎至一鍾槌法加葱白搗汁五匙入藥再煎一二沸如發汗用熱服止汗溫服

柴葛解肌湯　即葛根湯加減

治足陽明胃經受症目痛鼻乾不眠頭痛眼眶痛脉來微洪宜解肌屬陽明經病其正陽明腑病別有治法

柴胡　乾葛　黃芩　芍藥各一錢

羌活　白芷各八分　桔梗七分　甘草三分

無汗惡寒甚者去黃芩加麻黃冬月宜加春宜少夏秋去之加蘇葉

水二鍾。姜三片。棗二枚。槌法加石膏末一錢。煎熟服。

柴胡雙解飲　即小柴胡湯加減。

治足少陽胆經受症。耳聾脇痛。寒熱嘔而口苦。脉來弦數。屬半表半裏症。宜和解用此。

柴胡一錢二分　黄芩一錢　陳皮八分　芍藥

人參　半夏各五分　甘草三分

小便不利。加茯苓。　脇痛。加青皮。

寒熱似瘧。加桂枝。　痰多。加瓜蔞仁。貝母。

渴。加天花粉。知母。　齒燥無津液。加石膏。

咳嗽加五味金沸草　虛煩加竹葉炒粳米

少陽與陽明合病加葛根芍藥如拾芥

婦人熱入血室加當歸紅花

男子熱入血室加生地黃　嘔者入姜汁竹瀝

傷寒無表症熱勝者加大黃甚者加芒硝

水二鍾姜一片棗二枚槌法入生艾汁三匙煎溫服

桂枝大黄湯　即桂枝湯加減

治足太陰脾經受症腹滿而痛咽乾而渴手足溫脉來沉而有力此因邪熱從陽經傳入陰經也

柴胡　大黄　芍藥各一錢　桂枝

甘草各五分　枳實八分

腹滿不惡寒而喘者，加大腹皮，去甘草。

水二鍾，姜一片，枣一枚，煎臨服，槌法入檳榔磨水三匙，熱服。

加味理中湯　即理中湯加減。

治足太陰脾經受症，自利不渴，手足温，身無熱，脉來沉而無力，此屬臟寒。

乾姜　肉桂各四分　白术一錢　人参

陳皮　茯苓各八分　甘草三分

厥冷消渴，氣上衝心，飢不欲食，又即吐蚘，腹痛大便實者，加大黃蜜少許利之。

腹濡滿時減者，去甘草。

嘔吐，入半夏姜汁。　踡卧沉重，利不止，少加附子，利後身躰痛者，急溫之，加附子。

自利腹痛，入木香磨姜汁調服和之。

水二鍾，姜一片，棗二枚，煎臨服，槌法入炒陳壁土一匙調服，取土氣以助胃氣。

茵陳將軍湯　即茵陳湯加減。

治足太陰脾經。腹滿身目發黃。小水不利。大便實。發渴或頭汗至頸而還。脉來(沉)(實)者宜用。

大黃　山梔　黃芩各一錢　茵陳

厚朴　枳實各八分　甘草三分

大便自調者。去大黃厚朴。加大腹皮。利小便清爲効。

水二鍾。姜一片。槌法加灯心一握。煎之熱服。

導赤散　即五苓散加減

治小水不利。小腹滿。或下焦畜熱。或引飲過多。或小便赤濇而渴。脉沉数者宜用。惟汗後亡津液。與陽明汗多者。不宜服。

茯苓　梔子　白术各一錢　澤瀉

猪苓各八分　甘草　桂枝各三分　滑石半錢

身目黄者。加茵陳。水結胸證。加木通灯心。

得病起無熱。但譫語煩燥不安。精采不與人相當。此湯治之。

水二鍾。姜一片。灯心二十莖。槌法入塩二字調服。

六乙順氣湯

治傷寒熱邪傳裏大便結實口燥咽乾怕熱譫語揭衣狂妄揚手擲足班黃陽厥潮熱自汗胸腹滿硬遶臍疼痛等症悉皆治之能代大小承氣三乙承氣調胃承氣大柴胡大陷胸等湯神效藥也

大黃一錢二分　枳實　黃芩　厚朴

柴胡　芒硝　芍藥各一錢　甘草三分

凡傷寒過經及老弱并血氣兩虛之人或婦人產後有下症或下後不解或表症未除裏症又急不得不下者用此湯去芒硝下之則吉蓋恐硝性燥急故有此戒也

傷寒邪熱傳裏結實須看熱氣淺深用藥經云轉藥孰緊有芒硝者緊也大承氣最緊小承氣次之調胃承氣又次之大柴胡又次之大柴胡加大黃小柴胡加芒硝方爲轉藥盖爲病輕者設也仲景又云蕩滌傷寒熱積皆用湯液切禁丸藥不可不知

水二鍾先煎滚三沸後入藥煎至八分槌法臨服入鐵銹水三匙調服立效取其沉重之義最能墜熱開結有神此千金不傳之秘

如神白虎湯　即白虎湯加減

治身熱渴有汗不解或經汗過渴不解脉來微洪宜用

石膏二錢　麥門冬　知母　梔子各一錢

人參五分　甘草三分　五味子九粒

心煩加竹茹　大渴背惡寒去梔子加花粉無渴不加

水二鍾姜一片棗一枚槌法加淡竹葉十片煎熱服

三黃石膏湯

治陽毒發斑身黄如塗朱眼珠如火狂叫欲走六脉洪

大燥渴欲死鼻乾面赤齒黄過經不解已成壞症表裏

皆熱欲治其內表尤未解欲發其表裏症又急不能措

手不知熱在三焦閉塞經絡津液榮衛不通遂成此症

又治汗下後三焦生熱脉(洪)譫語晝夜喘息鼻時加衄

身目俱黄狂叫欲走逼用此湯治之如神

石膏三錢　麻黄　香豉各五分　黄連

黄栢　黄芩　梔子各一錢

水二鍾姜三片棗一枚槌法入細茶一撮煎熱服

三黄巨勝湯

治陽毒發斑狂亂妄言大渴叫喊目赤脉(數)大便燥實

上氣喘急舌卷囊縮難治者權以此湯刼之　三黄石

膏湯內。去麻黄、香豉。加大黄、芒硝是也。

水二鍾，姜一片，棗二枚，煎。槌法：臨服入泥漿清水二匙。

冲和靈寶湯

治兩感傷寒，起于頭痛，惡寒，發熱，口燥，舌乾。以陽先受病多者，以此湯探之。病即愈。

羌活　黄芩　柴胡各一錢　白芷

防風　甘葛　川芎各八分　地黄

石羔各一錢五分　甘草　細辛各三分

水二鍾，姜三片，棗二枚。槌法：入黑豆一撮，煎之，温服，取微汗可愈。如不愈。表症多。而甚急者。方可用麻黄葛根湯。

解之。表解。如裏症多而甚急者。先以調胃承氣湯攻之。

如陰經自中病。發熱下利。身疼痛。脉(沉)(細)(無)力。不渴。踡

卧昏重者。又當先救裏温之。回陽救急湯。分表裏寒熱

而治。此權變大法也。古云。兩感雖為死症。猶有可救之

理。若發表攻裏。一誤則枉死者多。良可痛哉。

桃仁承氣對子　即桃仁承氣湯加減。

治熱邪傳裏。熱畜膀胱。其人如狂。小水自利。大便黑。小

腹滿痛。身目黄。譫語燥渴。為畜血症。脉(沉)(有)力。宜服此

湯下盡黑物。則愈。未服前而血自下者。爲欲愈。不宜服

桃仁 去皮尖 大黄 芒硝 柴胡 各一錢

芍藥 枳實 當歸 各八分 青皮 五分

桂枝 甘草 各三分

水二鍾。姜三片。煎。臨服槌法入蘇木煎汁三匙調服

消斑青黛飲

治熱邪傳裏。又實表虛。血熱不散。熱氣乘于皮膚。而爲斑也。輕則如疹子。重則如錦紋。重甚則斑爛皮膚。俱宜此湯治之。

人參　青黛　黃連各五分 犀角磨

知母　柴胡　玄參　山梔

地黃各一錢 石羔一錢五分 甘草三分

大便實者。去人參。加大黃。

水二鍾。姜二片。棗二枚。煎。槌法臨服入苦酒一匙調服。

生地芩連湯

治鼻衄成流。久不止者。或熱毒入深。吐血不止者。或去血過多。錯語失神。撮空閉目。不知人事者宜用。

地黃一錢五分　黃芩　黃連　山梔

柴胡各一錢 桔梗 芍藥 川芎各八分

犀角磨 甘草三分

鼻衄外用刼法。水濕紙札于鼻中。

水二鍾。棗一枚。煎至八分。槌法臨服入茅根搗汁。磨京墨調服。如無茅根。以藕搗汁亦可。

加味犀角地黃湯

治煩燥漱水不下咽者。屬上焦有瘀血。宜用。

犀角磨無以升麻代 生地黃一錢五分 芍藥 桔梗

當歸 陳皮各六分 甘草 紅花各三分

牡丹皮去骨八分

水二鍾，姜三片，煎，臨服槌法入生藕節，搗汁三匙，温服。

回陽救急湯　即四逆湯加減。

治寒邪直中陰經，真寒症，初病無身熱，無頭疼，止惡寒，四肢厥冷，戰慄腹痛，吐瀉不渴，引衣自蓋，踡卧沉重，或手指甲唇青，口吐涎沫，或至無脉，或脉來沉遲無力者宜用。

熟附子　乾姜　人參各五分　茯苓

白术各一錢　官桂四分　甘草三分　陳皮

半夏各七分 五味子九粒

無脉者加猪胆汁一匙 泄瀉不止加升麻黄芪 嘔吐涎沫或小腹痛加塩炒茱萸

嘔吐不止加姜汁

水二鍾姜三片煎𪹷法臨服入射三厘調服以手足温和即止不得多服多則加別病如止後可用前理中飲加減治之

回陽反本湯

治陰盛格陽陰極發燥微渴面赤欲坐卧于泥水井中

脉來無力或脉全無欲絶者宜用

熟附子　乾姜　人參各五分　臘茶

甘草各三分　五味子九粒　麥門冬去心一錢　陳皮七分

面戴陽者下虚也加葱七莖黄連少許

澄清泥漿水一鍾煎槌法臨服入鹽五匙頓冷服之取汗

爲效

温經益元散

治因汗後太虚頭眩振振欲避地并肉瞤筋惕及發汗

太多衛虚亡陽汗出不止或下後利不止身體疼痛者

悉宜用。

人參　肉桂　甘草各四分　熟地

生地　白术　當歸各一錢　白芍

陳皮　黄耆　茯苓各八分

飽滿。加枳殻去地黄。

利不止。加炒白术。升麻陳壁土。去地黄當歸。

嘔吐。加姜汁製半夏

汗後惡風寒。去肉桂、生地黄。加桂枝膠飴。

頭痛。加川芎羌活、

有熱去肉桂。瘦人去芍藥。
水二鍾，姜三片，棗一枚。槌法：加糯米一撮，煎，温服。
柴胡百合湯
治瘥後昏沉發熱，口渴錯語失神，及食復、勞復、百合等症，悉宜治之。
柴胡　生地　黄芩各一錢　知毋
百合　陳皮　人參各八分　甘草三分
頭微痛，加羌活、川芎。胸中煩燥，加梔子。
嘔吐，入姜汁炒半夏。食復，加枳實、黄連

瘥後乾嘔錯語失神呻吟睡不安者加黃連犀角
心驚悸爲血少加當歸茯苓遠志
咳嗽加杏仁百合。　痰甚加瓜蔞仁貝母
勞復時熱不去加葶藶烏梅生姜汁
虛汗加黃芪酸棗仁。　胸中虛煩加竹茹竹葉。
脾倦加白朮。　腹如雷鳴加煨生姜
水二鍾姜三片棗二枚。槌法醋煮鱉甲煎之溫服

如聖飲

治剛柔二痓頭搖口噤身反張手足攣搐頭面赤項

急與痰瘀等症宜用。

羌活　防風　川芎　白芷

芍藥　當歸各八分　烏藥七分　柴胡

黃芩各一錢　半夏　甘草各四分

有汗是柔痓，加白朮、桂枝。無汗是剛痓，加麻黃、蒼朮。

口噤咬牙、大便實者，加大黃。

水二鍾，姜三片，煎之。槌法：臨服入姜汁、竹瀝，溫服。

逍遙散

治傷寒瘥後，血氣未平，勞動助熱，復還于經絡，因與歸

人交而復發者謂之勞復因交淫慾而無病人反得病者謂之陰陽易乎曾見舌出數寸而死者多矣此症最難治宜用此湯

人參　知母　地黄　柴胡各一錢

甘草　韮根各三分　黄連五分　犀角磨

滑石一錢五分　竹青

如卵縮腹痛倍加黄連

水二鍾姜三片棗二枚煎之槌法臨服入燒裩襠末一錢半調服有黏汗出爲效如無則再服以小水利陰頭腫

即愈。

升陽散火湯

治叉手冒胸，尋衣摸床，譫語昏沉，不醒人事。名曰撮空

症。小便利者可治，如不利者難治。

人参　當歸　芍藥各八分　黄芩

麥門冬　白术　柴胡各一錢　陳皮

茯神各八分　甘草三分

有痰，加姜汁炒半夏。大便燥，譫語發渴，加大黄。

水二鍾，姜三片，棗二枚。槌法入金首飾，煎之熱服。

再造散

治頭痛發熱項脊強惡寒無汗用發汗藥二三劑汗不出者庸醫不論時令遂以麻黃重藥及火刦取汗誤死者多不知陽虛不能作汗故有此症名曰無陽症

黃耆　人參各一錢　桂枝　熟附

細辛　甘草　煨姜各三分　防風

川芎　羌活各八分

夏月加黃芩石羔冬不必加

水二鍾棗二枚煎一鍾槌法加炒芍藥一撮煎三沸服

黄龍湯

治心下硬痛，下利純清水，譫語，發渴，身熱。此利因熱邪傳裏，胃中燥屎結實使然，非内寒而利，乃日逐自飲湯藥所致也。宜急下之，名曰熱結利症。身有熱者宜用，無熱者用前六乙順氣湯。

大黄　芒硝各一錢　厚朴　人参

枳實　當歸各八分　甘草三分

年老氣血虚者，去芒硝。

水二鍾，薑二片，棗二枚，煎之。槌法：再加桔梗，煎一沸，熱服。

爲度。

調榮養衛湯　即補中益氣湯加減。

治頭痛身熱。惡寒微渴。濈濈然汗出。身痛腳腿痠疼。無力沉倦。脉空浮而無力。庸醫不識。大發其汗。輕变重矣。不知勞力內傷氣血。外感寒邪。名曰勞力感寒症。宜少辛甘溫之劑則愈。有下症者。大柴胡下之則緩。

人參　黄芪　當歸　羌活

防風　白术　陳皮各八分　柴胡

地黃各一錢　甘草　細辛各三分　川芎七分

元氣不足者，須知至陰之下，求其升，加升麻少許。口渴加天花粉知母。喘嗽，加杏仁，去升麻。

汗不止，加芍藥，去升麻細辛。

飽悶，加枳殼桔梗，去地黃甘草黄耆。

痰盛，加瓜蔞仁貝母，去防風細辛。

腹中痛，去芪术，加白芍和之。

水二鍾，姜三片，棗二枚，槌法入葱白一莖，煎之温服。

導赤各半湯

治傷寒後，心下不硬，腹中不滿，大小便如常，身無寒熱。

漸變神昏不語或噎中獨語一二句目赤唇焦舌乾不飲水稀粥與之則嚥不與則不思形如醉人此熱傳手少陰心也心火上而逼肺所以神昏名越經症

人參　黃連　茯神各六分　山梔

黃芩　麥門冬　知母各一錢　甘草三分

滑石一錢五分　犀角屑

水二鍾薑棗煎之臨服加燈心一握煎三沸熱服

益元湯

治有身熱無頭痛不煩便作躁悶面赤飲水不得入口

庸醫不識，呼爲熱症，而用凉藥，誤死者多。不知元氣虛弱，是無根虛火泛上，名曰戴陽症

熟附　乾姜　黃連　人參各五分

甘草　艾各三分　知母　麥冬各一錢

五味子九粒

水二鍾，姜一片，葱二莖，棗二枚，煎，臨服槌法入童便三匙，冷服。

桂苓飲

治初得病無熱，譫語煩燥不安，精采不與人相當，庸醫

呼爲發狂。誤用下藥死者多矣。不知此因熱結膀胱名曰如狂症。

猪苓　澤瀉　白朮　黃柏各八分

甘草　桂枝　蘇葉各三分　山梔

知母各一錢

水二鍾。薑三片。煎至一鍾。槌法加滑石一錢。煎三沸溫服取微汗爲效。

當歸活血湯

治無頭疼。無惡寒。止身熱發渴。小便利。大便黑。口出無

倫語。庸醫不知。認作熱症。而用凉劑誤人多矣。不知内

傳心脾二經。使人昏迷沉重。名挾血如見祟症。

當歸　人参　柴胡各八分　地黄一錢

赤芍　枳殼　桃仁泥　紅花

乾姜　甘草　桂心各三分

三貼後。去桃仁紅花乾姜桂。加白术茯苓。

水二鍾。姜一片。煎之。槌法入酒三匙。調服。

加味導痰湯

治痰症憎寒壯熱。頭疼。昏沉迷悶。上氣喘急。口出涎沫。

此因內傷七情。以致痰迷心竅。神不守舍。出舍空。又則痰生也。名曰挾痰如鬼祟。痰症類傷寒。與此同治法。

茯苓　白术　桔梗各八分　南星

枳實各七分　半夏　陳皮　黃連

瓜蔞仁　貝母各五分　黃芩一錢　甘草三分

年力壯盛。先用吐痰法。吹服此湯。

水二鍾。姜三片。棗二枚。煎。臨服。槌法入竹瀝姜汁溫服。

加減調中飲

治食積類傷寒。頭痛發熱惡寒。氣口脈緊盛。但身不痛爲異耳。經云飲食自倍腸胃乃傷。輕則消化。重則吐下。
蒼术　厚朴　陳皮　枳實
白术　神麴　山楂各八分　黄連五分
草菓四分　甘草　乾姜各三分
腹痛加桃仁。痛甚大便實。加大黄。去白术乾姜草菓山楂神麴。
心中兀兀欲吐者。與乾霍亂同吐法。用滚水一碗。入塩一撮皂莢末五分探吐。
水一鍾。姜一片煎之。䭔法臨服用木香磨汁入藥服。

加減續命湯

治脚氣類傷寒。頭痛身熱惡寒。肢節痛便閉嘔逆。脚軟屈弱不能轉動。禁用補劑及淋洗。

防風　蒼术　白术　川芎

防巳　羗活各八分　麻黄四分　白芍一錢

桂枝　甘草各三分

暑中三陰。患必熱。脉來數。去麻黄桂枝。加黄芩黄栢柴胡。

寒中三陽。患必冷。脉來遲。加附子。

起于濕者。脉來弱。加牛膝木瓜。

起于風者。脉來浮。加獨活。

元氣弱。加人參少許。　大便實。加大黄。

水二鍾。姜一片。棗二枚。燈心二十莖。煎。槌法入姜汁服。

芩連消毒湯

治天行大頭病。發熱惡寒。頭項腫痛。脉來洪。喉痹痰熱。

黄芩　柴胡各一錢　桔梗　川芎

防風　羌活　枳殼各八分　甘草三分

連翹　射干　白芷　黄連各七分

荆芥

先服加大黄。利一二次後。去大黄。加人參當歸。

水二鍾。姜三片。煎至一鍾。用粘子一撮。再煎一沸。槌法入

竹瀝姜汁調服。

六神通解散

治時行三月後。謂之晚發。頭疼身熱惡寒。脉洪數。先用

冲和湯不愈後服此。

麻黄四分　甘草　細辛各三分　石羔

活石　黄芩各一錢　川芎　羌活

蒼术各八分

水二鍾，姜三片，槌法入豆豉一撮，葱白一莖，煎之，熱服。

續補七方

小柴胡湯　又名和解散。

治傷寒五六日，身熱惡風，往來寒熱，胸脇苦痛，默默不欲食，心煩喜嘔，或煩渴不吐，腹中痛，或脇下痞硬，或心下悸，小便不利，或不渴，身有微熱，婦人中風七八日，續得寒熱，發作有時，經水適斷，甚者熱入血室，俱此湯主之。

柴胡三錢　黄芩二錢　甘草五分　人參

半夏各一錢

頭痛。加羌活防風。渴去半夏。

胸滿咽痛。加枳殼桔梗。脇痛加芍藥石菖蒲。

腹痛加枳殼大黄。咳嗽加杏仁五味。去人參。

嘔逆。加姜九片。陳皮一錢。

春温病時行。加生地黄川升麻。

夏中暑。頭痛身熱。加黄連。

汗下後病不解。加芩連梔栢。結胸加瓜蔞子。

發黃。加茵陳黃柏。

發黃有血症加桃仁當歸

狂亂加大黃朴硝。

衄血下血加黃連。

小便不利。心下悸。加茯苓。

瘧疾或先寒後熱。或先熱後寒。加川常山尖。檳榔各末

發二時前服。

水二鍾姜四片棗二枚。煎溫服。

人參敗毒散

治傷風瘟疫風濕。頭目昏眩。四肢疼痛憎寒壯熱項強

目睛疼鼻寒。風眩拘急。

柴胡一錢 人參五分 前胡 川芎

茯苓 桔梗 羌活各八分 獨活

枳殼各七分 甘草二分

咳嗽加半夏杏仁。熱加芩連枝栢。

口乾舌燥加黄芩。

風熱加荆芥防風名荆防敗毒散。

消風散相合名消風敗毒散。

水二鍾姜三片葱三莖煎至一鍾熱服取微汗中病即止

五積散

治感冒寒邪。頭痛身疼，項強拘急，惡寒嘔吐，腹痛。又傷寒發熱，頭痛惡風，內傷生冷，外感風寒，并寒濕客于經絡，腰脚痠疼，及婦人經脉不調，腹痛帶下等症。

白芷　陳皮　厚朴各六分　桔梗

川芎　芍藥　當歸　茯苓各八分

蒼术　枳殼各七分　半夏　麻黄各四分

乾姜三分　甘草　肉桂各三分

有汗去蒼术、麻黄。　氣虚去枳、桔，加參、术。

婦人調經，入艾、醋。　腹痛挾氣，加吳茱萸。

四肢逆冷嘔吐。加附子。

乳癰初作。加牛膝生地。

半身不遂遍身麻痺。加蝎少許。

有熟料五積即本方除白芷肉桂二味。外十三味入淡醋用慢火炒令色变。攤冷入桂芷和匀。產後寒熱去麻黃加烏藥。尋常冬月感寒無汗。量用麻黃其十三味藥仍行乾炒。

水二鍾姜五片。葱二莖。仝煎熱服。

葛根湯

治太陽病項背強急無汗惡風脈帶弦浮發熱又治太陽與陽明合病必自利此湯並主之

葛根 二錢　甘草 五分　麻黃 六分

水二鍾姜四片棗二枚煎服微覆取汗。

升麻湯

治傷寒中風頭痛增寒壯熱肢体疼痛發熱惡寒鼻中乾不得臥兼治寒瘟不時人多疾疫乍寒脫衣及暴熱之項忽然變寒身体疼痛頭重如石

升麻　甘草　芍藥　葛根 各等分

水一鍾煎至七分不拘時服寒多即熱服熱多即溫服若

老人去芍藥加柴胡茯苓人參各一錢

獨活散

治傷風溫熱等病。

羌活一錢 獨活 枳殼 防風各八分

人參 麻黄湯泡二次 茯苓七分 細辛

菊花 甘草各三分 蔓荊子五分

水二鍾生姜三片薄荷五葉仝煎。

解肌湯

治瘟病大行。頭痛壯熱。春感青邪發熱而渴。不惡寒。

葛根一錢　桂枝三分　黄芩　芍藥各一錢

麻黄四分　甘草三分

水二鍾。棗二枚煎服。如不觧。再服取汗。

製藥法

用附子。去皮臍。先將鹽水姜汁各半盞。用砂鍋煮七沸。後入黄連甘草各半兩。再加童便半盞。再煮七沸。住火良久。撈起入磁器盛貯。伏地氣一晝夜。取出晒乾。以備後用。庶無毒害。須圓臍正一兩一枚者佳。

用川大黃須錦紋者佳。剉成飲片。用酒和勻。炒乾。以備後用。庶不傷陰血。如年壯實熱者生用。不須製之。

一用麻黃去節。先以滾醋湯畧浸片時。撈起。以備後用。庶免大發。如冬月嚴寒。腠理至密。當生用者。不須製之。

一用吳茱萸將鹽水拌勻。炒燥。以備後用。庶無小毒。

煎藥法

一用發汗藥。先煎麻黃一二沸。後入餘藥同煎。

一用止汗藥。先煎桂枝一二沸。後入餘藥同煎。

一用和解藥。先煎柴胡一二沸。後入餘藥同煎。

一用下藥先煎滚水入枳實煎一二沸後入餘藥同煎。

一用温藥先煎乾姜一二沸後入餘藥同煎。

一用行血藥先煎桃仁一二沸後入餘藥同煎。

一用利水藥先煎猪苓一二沸後入餘藥同煎。

一用消渴藥先煎天花粉一二沸後入餘藥同煎。

一用止瀉藥先煎炒白术一二沸後入餘藥同煎。

一用止痛藥先煎白芍藥一二沸後入餘藥同煎。

一用發黄藥先煎茵陳一二沸後入餘藥同煎。

一用發斑藥先煎青黛一二沸後入餘藥同煎。

一用發狂藥。先煎石羔一二沸後。入餘藥同煎。

一用嘔吐藥。先煎半夏一二沸後。入餘藥同煎。

一用劳力感寒藥。先煎黄芪一二沸後。入餘藥同煎。

一用感冒傷寒藥。先煎羌活一二沸後。入餘藥同煎。

一用暑症藥。先煎香薷一二沸後。入餘藥同煎。

一用風病藥。先煎防風一二沸後。入餘藥同煎。

一用湿症藥。先煎蒼术一二沸後。入餘藥同煎。

一用腹如雷鳴藥。先煎煨生姜一二沸後。入餘藥同煎。

解藥法

一用附子後身目紅者乃附毒之過用蘿蔔搗水濾汁二大盞入黄連甘草各半两犀角三錢煎至八分飲服以解附毒其紅即除如解遲則血從耳目口鼻出必死無蘿蔔用蘿蔔子搗水取汁亦可如無蘿蔔子用澄清泥漿水亦可此為良法

一用大黄後瀉利不止者用烏梅二個炒粳米一撮乾薑三錢人參炒白术各半两生附子皮一錢半甘草一錢升麻少許灯心一握水二大鍾去渣後入炒陳壁土一匙調服即止取土氣以助胃氣也此為良法

一用麻黄後汗出不止者，將病人髮披水盆中，足露出外，用炒糯米半升，龍骨、牡蠣、藁本、防風各一兩，研爲細末，週身撲之，隨後秘方用藥，免致亡陽而死，此爲良法。

傷寒補註辨疑序

補註辨疑者何夫傷寒仲其書不可槩見而特見之活人指掌故今之業傷寒者宗爲夫指掌豈仲景之全書哉活人此書害人亦此書故不得不補註辨疑也何

也風寒暑濕各一其門傷中感冒各一其病傷寒者蓋冬寒凛冽為毒特甚觸之即病者迺謂傷寒非三時感冒之寒比也今活人書不論天時不察虛實不分感冒直以麻黄桂枝治冬月之正傷寒者通

治三時之寒人之蒙其害者多矣不特此也傷寒有傳經無直中直中者迺中寒之真陰証也今活人書論三陰曰自利曰可温是以直中混傳經矣傷寒在表則汗在裏則下此定局也今活人書論兩感

救裏以四逆湯是抱薪救火以攻爲救矣論證用藥錯乱若此人之蒙其害者多矣不特此也傷寒自爲傷寒雜病自為雜病當判若黑白毫不容紊也今活人一書以正傷寒六經列之於首而內以雜病

實之納垢藏汗諸病淵藪未入其門者只婦人小兒兩科然則雜病皆傷寒乎致令理傷寒者如理亂絲莫尋頭緒人之蒙其害者柳夭多矣昔者楊墨塞路孟氏辭而闢之廓也余恐雜病之附於傷寒猶

楊墨之附吾儒也故不得已而爲之補註辨疑辨其此爲正傷寒此爲類傷寒此爲傷寒而變雜病此爲雜病而非傷寒註其此爲傳經此爲直中此爲風溫此爲暑濕辨風温暑濕之爲雜病復辨風溫暑

濕之非傷寒補註辯疑既明治斷
不惑訂訛摘繆活人書當以壯吾
氏為忠臣夫醫乃仁術欲活人尚
不足以活人欲指掌尚不足以指
掌然則余之補註辯疑豈盡當乎
猶俟後之明者復正吾之是非缺

爲吾之補註辯疑

崇禎辛未年童養學題

新刻傷寒活人指掌補註辯疑目錄

陽厥　風温　胸痞

併病　戰汗　咳逆

腹痛　短氣　勞復食復

背惡寒　筋肉惕　頭汗

亡陽　水入即吐　水入不下

風寒　潮熱　煩燥

嘔噦　痰涎　膿血

腹脹　頭疼　温毒

赤斑　吐血　咽痛

黄芩芍藥湯
防風通聖散
生地芩連湯
當歸四逆湯
黑錫丹
漢防杞湯
知母葛根湯
防己黄芪湯
甘草瀉心湯
生姜瀉心湯
赤石脂禹餘糧湯
麻黄桂枝各半湯
羌活附子湯
桂枝加芍藥湯
桂枝加大黄湯
麥門冬湯
補中益氣湯
枳殼枝子加大黄湯

目録畢

新刻傷寒活人指掌補註辨疑卷之首

邵武縣學訓導　童養學壯吾父　纂輯

本庠　余　璟景玉父　較閱

活人指掌賦　六經傳變正傷寒方附

傷寒爲病反復變遷賴先師究詳之遺旨成後學診病之良詮

内經云人傷於寒則爲熱病又云未滿三日者汗之而已其滿三日者泄之而已夫謂之曰泄則便實可知茲太陰經以自利混便實謂之曰泄則藥之寒涼可知茲

又以可溫混可下。賦此此者考究未詳。致後學模稜兩端。未得要領。似此之類。不可枚舉。余不得不爲之補註。

太陽則頭疼身熱脊強。

太、巨也。陽氣盛大。故曰太陽。內經云、傷寒一日。巨陽受之。巨陽脉從頭項。行于腰背。故頭項痛。腰脊強。

頭疼身熱脊強。此足太陽膀胱經受証。屬表也。

有傷風傷寒之異。不可混治。

假如先起惡寒者爲本病。已後發熱者爲標病。

辯症法

頭疼身熱脊強傷風傷寒俱有此症。

但見表虛自汗者爲風傷衛氣宜實表。

但見表實無汗者爲寒傷榮血宜發表。

診脉法

脉浮緊有力爲傷寒。

脉浮緩無力爲傷風。

用藥法

冬月正傷寒用麻黄湯今易升陽發表湯。

冬月正傷風用桂枝湯今易疎邪實表湯。

春秋無汗用羌活冲和湯發表。有汗用加減冲和湯實表。

夏月無汗用神术湯。有汗用加減冲和湯。

藥方

麻黄湯

麻黄　桂枝　杏仁　甘草

升陽發表湯　即麻黄湯加減。

麻黄　桂枝　杏仁　甘草　加升麻

川芎　防風　白芷　羌活

喘去升麻加葛根　飽悶加枳殼桔梗

桂枝湯

桂枝　白芍　甘草

疎邪實表湯　即桂枝湯加減

桂枝　白芍　甘草　防風　川芎

羌活　白术

汗不止加黄芪　喘加柴胡杏仁

羌活沖和湯　即九味羌活湯　此可代桂枝麻黄青龍各半湯　此湯非獨治三時暴寒，春可治溫，夏可

治熱秋可治濕治雜病亦有神也

羌活　防風　蒼术　黄芩　川芎

白芷　甘草　生地　細辛

飽悶去生地加枳殼桔梗

加减冲和湯

即羌活冲和湯加白术黄芪去蒼术

神术湯

即羌活冲和湯内加石羔知母

服此不作汗加蘇葉　汗下兼行加大黄

總論

夫麻黄桂枝治冬月之正傷寒也今活人書不辯天時凡遇發表即用麻黄桂枝以治冬月正傷寒之藥通治三時之寒夫三時之寒特感冒耳豈若冬寒凛冽所傷之重哉夫寒症傷者重感者輕而冒者尤輕後學求其說而不得致疑麻黄桂枝二湯之難用遂製十神香蘇升麻葛根等湯以代之夫十神香蘇升麻葛根等湯皆麻黄桂枝之變方也余特表而出之難者曰然則六月無傷寒與余曰六月豈無傷寒但傷寒者必頭疼否則

非正傷寒也。如遇頭疼身熱脊強之正傷寒，即當用麻黃桂枝無疑。但天時甚熱，猶當濟之以涼藥，故劉守真代之以九味羌活，何其高哉。

陽明則目痛鼻乾不眠。

明，耀也。夾於二陽之中，兩陽合明，故曰陽明。壯吾嘗易之曰：陽明者，陽之盛也，陽之將變而爲陰也。且日月爲明，陰陽合也，故有在經在腑之異，乃陽之得兼乎陰也。內經云：二日陽明受之，陽明主內，其脉俠鼻絡于目，故身熱目痛而鼻乾不得眠也。目疼鼻乾不眠，此足陽明胃經受症。屬表也。然亦有在經在腑之異。在經者謂之陽明在腑者。謂之正陽明。不可混治。假如先起目痛。惡寒。身熱者。陽明經本病。宜解肌。已後潮熱自汗。譫語。發渴。大便實者。正陽明胃腑標病。宜下之。

辯症法

目疼。鼻乾。微惡寒。身熱者。病在經。

潮熱自汗。譫語。發渴。便實。不惡寒者。病在腑。

診脉法

脉見微洪者爲經病。
脉見沉數者爲腑病。
用藥法
微惡寒目疼鼻乾不眠者用葛根湯今易柴葛解肌湯。渴而有汗者用白虎湯今易如神白虎湯。潮熱自汗譫語發渴揭去衣被揚手擲足斑黄狂亂不惡寒反怕熱大便實者輕則大柴胡湯重則三承氣湯選用。今俱用六一順氣湯内加減治之。
藥方

葛根湯

麻黄　桂枝　芍藥　葛根　甘草

柴胡解肌湯　即葛根湯加减治陽明經病。

柴胡　乾葛　芍藥　黄芩　甘草

羗活　白芷　桔梗

無汗寒甚者去黄芩。春加麻黄，夏秋加蘇葉。

白虎湯　無渴者服此爲大忌。

石膏　知母　甘草

如神白虎湯

石膏　知母　甘草　加人參　門冬

山梔子　五味子

心煩加竹茹。大渴心煩背惡寒者去山梔加天花粉。

大柴胡湯

柴胡　黄芩　芍藥　半夏　大黄

枳實

大承氣湯

厚朴　枳實　大黄　朴硝

小承氣湯

厚朴　枳實　大黄

調胃承氣湯

大黄　朴硝　甘草

六一順氣湯　以代大承氣、小承氣、調胃承氣三乙承氣、大柴胡、大陷胸等湯之神藥也。治正陽明胃腑病

大黄　朴硝　柴胡　黄芩　枳實

厚朴　芍藥　甘草

太陽者陽之始也陽明者陽之盛也太陰者陰之始也厥陰者陰之盡也夫陰陽各一其經獨陽明謂有陽明在經者有正陽明在腑者在經者宜解肌在腑者宜下此何以故余嘗求其說而不得求之內經求之經絡其脉俠鼻絡于目故目痛鼻乾屬表當解肌下隔入胃絡脾宮故入裏便實當下有表復有裏故也夫三陽均也何陽明有表復有裏不知人之一身身前爲陰爲裏身後爲陽爲表太陽脉行乎身後故爲表少陽脉行乎身之側故爲半表半裏若陽明則行乎身前陽得兼陰故

亦謂之裏。然所謂裏者。非對表而言。乃陽中之陰。表中之裏也。但其不可以裏名。故以在腑別之。明其將傳脾未入脾。猶在腑。未在臟也。若已傳脾。則爲太陰而在臟矣。奚以在腑明之。若夫經之由淺及深。亦猶將辰之交由淺及深也。一時八刻。人謂前爲初四刻。後爲正四刻。故陽明一經。前爲初陽明。後爲正陽明。亦若是而已矣。

少陽耳聾脇痛。寒熱嘔而口爲之苦。

少、初也。初出之氣。故曰少陽。內經云。三日少陽受之。少陽主膽。其脉循脇絡于耳。故胸脇滿而耳聾。夫耳聾脇痛。寒熱嘔而口苦。此足少陽膽經受病。屬半表半裏也。

假如先起惡寒。身熱耳聾脇疼者本病。

已後嘔而舌乾口苦者標病。

緣膽無出入。病在半表半裏之間。此經有三禁。不可汗吐下也。不從標本。從乎中治。止宜小柴胡一湯加減和解表裏而治之。若治之得法。何有壞症。

辯証法

耳聾脇痛。寒熱嘔而口苦舌乾。便屬半表半裏之証。

診脉法

脉見弦數本經症。

用藥法

耳聾脇痛。寒熱嘔而口苦者。用小柴胡湯。今易柴胡雙解散。

藥方

小柴胡湯

柴胡　黄芩　人參　半夏　甘草

柴胡雙解散　即小柴胡湯加減。

柴胡　黄芩　人參　半夏　甘草

加陳皮　芍藥

小便不利加茯苓。　嘔者入姜汁竹茹。

脇痛加青皮。　痰多加瓜蔞仁貝母。

寒熱似瘧加桂枝。　渴者加天花粉知母。

齒燥無津液者加石膏。　壞症加鱉甲。

嗽者加五味子金沸草。

未經下而飽悶者加枳殼桔梗

總論

小柴一症乃傷寒之傳症也。雖在半表半裏之間。然寒多則屬表。熱多則屬裏。尤當分多寡而治之。雖然、又有論焉。小柴胡爲少陽之要領、大柴胡行陽明之秘堅。以經論少陽雖居陽明之後。以藥論小柴實行大柴之前。余謂小柴與解肌彷彿。陽明秘堅與太陰便實彷彿。治者當會其意可也。

太陰腹滿自利。尺寸沉而津不到咽。（內經無自利字。傷寒傳入三陰必然便實。當改作便實二字爲妥）

陰氣盛大。故曰太陰。內經云、四日太陰受之。太陰脉布胃中。絡于嗌。故腹滿而嗌乾。

腹滿自利津不到咽者。是足太陰脾經受病屬裏也。

有直中傳經之異。直中者內寒。傳經者內熱。不可混治。

假如先起腹滿咽乾者本病、已後身目黃標病。此傷寒症。

傳經者寒自三陽經。傳入三陰經者。謂之傳經。傳經之寒。外雖厥逆。內實熱耳。此正傷寒也。

直中者。寒不從三陽經傳入。直中三陰經者。謂之直中。直中之寒不發熱。四肢厥冷而惡寒者。此眞陰症也。豈傷寒哉

辯症法

大要腹滿舌乾發黃者。屬臟熱。

傳經之症。

須知自利不渴或嘔吐者屬臟寒直中之症

診脉法

脉見沉而有力當下傳經之脉

脉見沉而無力當温直中之脉

用藥法

腹滿咽乾手足温腹疼者桂枝大黄湯令用加减桂枝湯身目黄者茵陳湯令用茵陳將軍湯此傳經之藥

自利不渴或嘔吐者理中湯令用加味理中湯重則四逆湯令用回陽救急湯此直中之藥

藥方

桂枝大黄湯

桂枝　芍藥　甘草　大黄

加減桂枝湯

桂枝　芍藥　甘草　加大黄　枳實

柴胡

茵陳湯

茵陳　大黄　山枝

茵陳將軍湯　即茵陳湯加減

茵陳　大黃　山梔　加甘草　厚朴

枳殼　黃芩

大便自調者去大黃厚朴加大腹皮

理中湯

乾姜　白术　人參　甘草

加味理中湯

乾姜　白术　人參　甘草　加肉桂

陳皮　茯苓

踡臥沉重體痛利不止加附子

自利腹痛者入木香磨姜汁調服和之。

四逆湯

熟附子　乾姜　甘草

回陽救急湯　即四逆湯加減。

熟附子　乾姜　甘草　肉桂　人參

五味子　白术　陳皮　半夏　茯苓

嘔吐涎沫。或小腹痛。加鹽炒茱萸。

無脉加猪膽汁一匙。嘔吐加姜汁

瀉泄不止。加升麻黄芪。

總論

劉守真云傷寒無陰症人傷於寒則爲熱病熱病乃汗病也造化汗液皆陽氣也徧考内經靈樞諸篇並無寒症陰症乃雜病也直中之寒乃中陰之陰証耳與傷寒傳入陰經之症有何與哉經云三日已滿泄之而已又云五六日便實方可議下傷寒傳陽明已便實可下矣況太陰乎茲云自利是以直中混傳經以陰症雜傷寒也夫陰症亦别有科業醫者當黜之傷寒門外

按戴元禮云以五行生尅論謂陽主生則水生木太陽

膀胱陽水合。傳之少陽膽木。兼太陽在表。少陽在表裏之間。陽明在裏。自外漸入于內。次第相傳。理當如此。果如傷寒論中所說。一日太陽。二日陽明。三日少陽。豈有第二日病在裏。而第三日方在半表半裏者乎。愚故不敢輙反其說。然于心終未妥。

少陰舌乾口燥。

陰氣初出。故曰少陰。內經云。五日少陰受之。少陰脉貫腎絡于肺。係舌本。故口燥舌乾而渴。

舌乾口燥。是足少陰腎經受病。偏裏也。 舌乾口燥。乃傷寒傳經之証。與直中全無相干。但足少陰有直中。故此經言有直中傳經之異。直中者內寒。傳經者內熱。不可混治。

假如先起舌乾口燥者。本病。 已後譫語便實者。標病俱傷寒症。

六經中惟此一經難治

傳經者。口燥舌乾。譫語大便實。爲傳經之熱。

直中者。嘔吐瀉利不渴無熱惡寒。爲直中之寒。

辯症法

大要曰燥舌乾譫語大便實者知其熱傳經之症須要嘔吐瀉利不渴或惡寒腹痛者別其寒直中之症

診脉法

脉見沉實有力者當下。　傳經之脉。

脉見沉遲無力者當溫。　直中之脉。

用藥法

口燥咽乾渴而譫語大便實或遶臍硬痛或下利純清水心下硬痛是熱邪燥屎使然即用六一順氣湯分經重下之傳經之藥。

無熱惡寒厥冷踡臥不渴或腹痛嘔吐瀉利沉重或陰毒指甲唇青嘔逆絞痛身如被杖面如刀刮戰慄者俱是寒邪中裏使然用回陽救急溫之直中之藥。

藥方

六一順氣湯。方見前陽明經下。

回陽救急湯。方見前太陰經下。

總論

舌乾口燥乃傷寒傳入三陰經之症也與直中又何與哉若直中陰症則口不渴而中和矣焉有是症或難之

曰舌乾口燥非直中陰症既關命矣然則傷寒者往往先入太陽中陰者往往直中少陰此又何說耶余應之曰太陽屬膀胱少陰屬腎膀胱與腎相爲表裏皆寒水之經此寒邪之所易乘也但體實者寒傷太陽作熱則爲傷寒體虛者中寒不作熱直入少陰即直中陰症也或又難之曰人謂直中陰症得之房勞與此說何如答曰此固然矣焉有体虛房勞而不謂之陰症乎焉有体虛中寒而不謂之陰症乎受証不同陰症則一治者不可分而爲二也

厥陰煩蒲囊拳

厥盡也兩陰交盡故曰厥陰內經云六日厥陰受之厥陰脉循陰器而絡于肝故煩蒲囊縮囊者陰囊也拳縮也在男子則囊拳在女子則庭孔急痛痛引小腹庭孔者陰之深處也

煩蒲囊拳此足厥陰肝經受症屬裏也亦有直中傳經之異直中者內寒傳經者內熱不可混治

假如先起消渴煩蒲者本病　傳經者乃有此症已後舌踡囊縮者標病　傳經直中者俱有此症

辯症法

傳經者。煩滿囊拳。消渴者屬熱。

直中者。口吐涎沫。厥冷者屬寒。

似瘧不嘔。清便者必自愈。此傳經者。

診脉法

傳經者。脉沉實當下。

直中者。脉沉遲當溫。

傳經者。脉浮緩病自愈。

用藥法

傳經者消渴煩滿舌卷囊縮大便實手足乍冷乍溫者

六一順氣湯下之。

直中者口吐涎沫或四肢厥冷不溫過乎肘膝不渴小

腹絞痛嘔逆者用吳茱萸四逆湯溫之即回陽救急湯

亦可

藥方

六一順氣湯見前陽明經下。

吳茱四逆湯

附子　乾姜　甘草　加吳茱萸

回陽救急湯見前太陰經下

總論

凡看傷寒不可以厥逆便斷爲寒必須以脉與症參之方知端的如初起無頭痛無身熱便惡寒四肢厥冷過乎肘膝不渴吐利脉沉遲無力此爲直中眞陰寒症也謂之陰厥法當溫之若陽厥者自三陽經氣分因感寒起有頭疼發熱惡寒已後傳至三陰血分變出四肢厥冷乍溫便實脉沉有力此傳經熱症謂之陽厥即陽症似陰也外雖厥冷內實熱邪所謂厥深熱亦深厥淺熱

亦淺者此也豈可復進以熱藥哉余恐醫者之未識故

因厥陰而及之

一日二日可發表而散

邪在表宜發以麻黃桂枝湯

三日四日宜和解而痊

邪在半表半裏宜和解以解肌小柴胡湯

五六日便實方可議下

邪在裏宜下以承氣等湯夫傷寒自三陽經氣分傳至

三陰經血分便實乃可下也若直中陰經之寒症或有

自汗者豈可下哉。

前自太陽至厥陰言傷寒之症一二日至此五六日言傷寒之治法已後言傷寒再傳兩感。

附脉雖浮亦有可下者脉雖沉亦有可汗者

經曰傷寒六七日目中不了了無表症脉雖浮亦有可下者少陰病二三日無裏症亦有可汗者此何以解脉雖浮而亦有可下者謂表症六七日不大便故用寒藥微下之也借使大便不難其敢下乎少陰病亦有發汗者少陰本無熱反發熱而表猶未解故用温藥微汗之

也借使身不發熱其敢輕汗之乎此又医者所當知

總論

經言一二日三四日五六日不過言病有陰陽表裏分別先後淺深耳豈可拘定日數哉余見今之庸俗治傷寒一二日不問屬虛屬實便用麻黄桂枝之類汗之三四日不問在經在腑便用柴胡之類和之五六日不問在表在裏便用承氣之類下之以致内外俱虛变症蜂起大抵病人表裏虛實不同邪之傳変有異豈可以日數爲准蓋風寒初中人無常或入于陰或入于陽非必

始太陽終厥陰也或有自太陽始日傳一經六日傳至厥陰邪氣衰不傳而愈者或有不罷再傳者或有間經而傳者或有傳至二三經而止者或有始終止在一經者或有越經而傳者或有初入太陽不作鬱熱便入少陰而成真陰症者或有直中陰經而成寒症者或有症變者或有脉變者或有取症不取脉者或有取脉不取症者豈可執定一二日發表三四日和解五六日可下如庸醫執死法哉務要審脉驗症辨名定經但見太陽症直攻太陽但見少陰症直攻少陰此活法也仲景云

日數多但見表症而脉浮者尤宜汗之日數雖少但見裏症而脉沉者尤宜下之此確論也活法也

七八日不解又復再傳

傷寒七日法當少愈或猶不解者六日足六經傳盡而傳入手六經則七日太陽病衰頭痛少愈八日陽明病衰身熱少愈九日少陽病衰耳聾微聞十日太陰病衰腹減如故則思飲食十一日少陰病衰渴止不蒲舌乾已而嚏十二日厥陰病衰囊縱少腹微下邪氣皆去病自已矣

日傳二經病名兩感經傳六日應無一痊。常病日傳一經至六日為傳經徧當愈不愈而兩感于寒者半屬於陰半屬於陽臟腑俱受病。一日太陽與少陰俱病則頭痛口乾而煩滿二日則陽明與太陰俱病則腹滿身熱不欲食譫言。三日則少陽與厥陰俱病則耳聾囊縮而厥至此則病篤也若水漿不入不知人者胃氣不通三日六經俱病榮衛之氣不行于內外臟腑之氣不通于上下至六日臟腑之氣俱盡榮衛之氣俱絕則死也。

長沙公無治法後人以意消息之太陽先受病在表先解表少陰先受病在裏先救裏先表者裏不可緩先裏者表亦不可緩也此通變權輿之論也

人書謂下利清穀身躰疼痛急當救裏用四逆湯疼痛清便自調急當救表宜桂枝湯却引下利身疼痛虛寒救裏之例而欲施于煩渴腹滿譫語囊縮實熱之症是以火濟火也寧不速其死哉

今權輿以備覽一日太陽與少陰俱病不死五苓散主之二日太陽傳陽明少陰傳太陰俱病不死大柴胡主

之。三日陽明傳少陽。太陰傳厥陰。俱病則危矣。或用太承氣。大柴胡。庶幾有可生者。此亦僥倖于萬一也。医者猶細思而斟酌之。

太陽無汗。麻黃爲最。太陽有汗。桂枝可先。

無汗服麻黃。傷寒症。有汗服桂枝。傷風証。

小柴胡爲少陽之要領。大柴胡行陽明之秘堅。

膽爲清淨之府。煎小柴須去滓。再煎服之宜澄清則能入膽也。

至三陰則難拘定法。或可溫而或可下。宜數變以出全生意或可方而或可圓。

可温者直中之症，可下者傳經之証。傷寒有傳經無直中，然則可温者非傷寒也。茲曰可温，又曰可下，不幾混哉。欲業此者，當以內經爲準。經云：未滿三日，汗之而已；其滿三日，泄之而已。觀此則知三陰惟有下法，安謂難拘定法耶。此賦斷斷乎知其謬妄，余故忘其固陋，僭而易之，賦具于後。

童壯吾先生賦云：太陽頭痛身熱脊強，陽明目痛鼻乾不眠，少陽耳聾脇痛寒熱嘔而口爲之苦，太陰腹滿便實尺寸沉而津不到咽少陰舌乾口燥厥陰煩滿囊拳一二日可發表而散三四日宜和解而痊五六日便實方可議下七八日不解又復再傳日傳二經病名兩感經傳六日應無一痊治六經確有定法陽可汗而陰可泄倘傷寒變爲雜病醫雜病不医傷寒傷寒全憑活法不比雜病用方此乃老夫卓見本之內經非狂

經云未滿三日汗之而已其滿三日泄之而已觀而已之詞則知其確有定法夫傷寒只傳六經耳決不傳爲雜病雜病者乃傷寒之變也既爲雜病即當以雜病医

之雜病用方可執成方也非若傷寒六經有表裏有汗下之法也故曰傷寒全憑活法不比雜病用方者以此

傷寒雜病辨

或問傷寒無直中。直中眞寒乃陰症也陰症乃雜病也然則風暑濕亦雜病否。亦有中有傷否余應之曰天有四時春爲風冬爲寒夏爲暑秋爲濕風寒暑濕之各一其病亦猶春夏秋冬之各一其時也豈容混哉風暑濕寒不可于傷寒門求之其爲雜病也的矣若論或傷或中非獨傷寒有也有傷風者有中風者有傷暑者有中暑者有傷濕者有中濕者但傷暑中暑傷濕中濕俱爲暑濕之門但有輕重之分耳若中風者不與傷風同門亦猶傷寒之門無中寒此又一門分而爲二者也醫者不可不知

新刻傷寒活人指掌補註辯疑卷之二

邵武縣學訓導　童養學壯吾父　纂輯
本庠　余　琮景玉父　較閱

活人指掌賦　傷寒變爲雜病方載後卷

且如陽症下之早者，乃爲結胸；陰症下之早者，因成痞氣。此陰陽以風寒言，風屬陽，寒屬陰也，非言表裏之陰陽。寒熱之陰陽也。

結胸者，蓋風屬陽，風傷衛氣，太陽傷風自汗，當用桂枝湯，而誤下之，故成結胸耳，非曰發熱惡寒者發于陽之謂也。痞者蓋寒、屬陰。寒、傷榮血。太陽傷寒、無汗。當用麻黃湯。而誤下之。故痞耳、非曰無熱惡寒、者發于陰之謂也。

有熱惡寒、者發于陽。謂初病。即發熱惡寒。即傷寒也。內經曰、傷寒、乃熱病、熱病者汗病也。汗液乃造化之陽氣故屬之陽耳。若初起即無熱惡寒、乃直中陰經真寒証也。與傷寒、何預乎。劉守真曰、傷寒無陰症。真確言也。如以無熱惡寒、發于陰之陰。即傷寒傳經之陰、彼傷寒傳至三陰當下無疑、何云下之早乎。傳至三陰。有熱無寒

即外無熱實裏熱也何云無熱惡寒乎予業傷寒之門讀傷寒之賦不得不依陶節庵之說而正之活人書辯之非是

○結胸証有五

不按自痛者大結胸用大陷胸湯或恐太峻用丸　按之方痛者小結胸用小陷胸湯　懊憹須渴心下痛者熱結胸少與大陷胸湯　懊憹痛悶身無熱者寒結胸用三物白散枳實理中丸　心下怔忡頭汗出無大熱者水結胸用半夏茯苓湯　已經下者爲結胸未經下

者非結胸也屬半表半裏用小柴胡湯加枳殼桔梗以和之。又婦人有血結胸用小柴胡湯。

○痞症

胸滿而硬大柴胡湯。胸滿而濡並用半夏瀉心湯加枳桔。次以小柴合二陳。加枳桔。飲水過多成胲結者。半夏茯苓湯。

發狂爲血蓄于內又大便之極實。

發狂者由熱毒入胃併入于心遂使神志不定而發狂也。其症始則妄言妄笑。甚則登高而歌。棄衣而走。皆極熱所致。宜三黃石羔湯。三承氣湯。

如狂者。經日太陽病不解。熱結膀胱。其人如狂。皆由天行時熱。當汗不汗。蓄熱在裏。下焦畜血如狂者。小便利。大便黑。雖日如狂。未至于狂。爾與發狂不同。若外不解。柴胡桂枝湯。若外已解者。輕則犀角地黃湯。重則桃仁承氣湯。

發黃乃熱積于中。兼小便之不利。

黃者。土之正色也。脾土爲濕熱所蒸。色見于外。必發身黃。

濕氣勝。則如薰黄而煤。　熱氣勝。則如橘黄而明。穀疸
黄症腹滿小便難。用五苓散加茵陳。腹滿小便難潮熱
用柴胡湯加茯苓。　黄疸症頭面汗出。渴飲水漿。大小
便秘。輕則五苓散。重則茵陳湯。　濕黄症濕家爲病。一
身盡疼發熱。小便不利。薰黄五苓散。　畜血發黄如狂。
見前如狂同。
微喘緣表之未解。喘滿而不惡寒者。當下而痊
發喘有邪在表者。在裏者。有水氣者。　在表者。太陽無
汗發熱頭疼而微喘者。麻黄湯。無大熱汗出而微喘者。

麻黄杏仁甘草石羔湯。或瀉肺湯。 在裏者喘滿而不惡寒。以大柴加厚朴杏仁枝子。次用瀉肺湯加厚朴及滚痰丸之類。或大承氣加杏仁枝子。 水氣喘咳乃汗後飲水過多。而水停心下。小青龍湯去麻黄加杏仁。

微煩為陽之相勝。煩極而反發厥者。乃陰所致。

心熱則煩。胃熱則燥。煩乃熱之輕者。燥乃熱之甚者。

微煩而大便實者。大柴胡湯。大便不實而渴者。白虎湯加枝苓。有嘔者。竹葉石羔湯加姜汁。

煩極者熱之極也。陰所勝則脉沉有力。身熱而反發厥物極則反也。大承氣湯、或六一順氣，看微甚而下之。

狐惑蓋緣失汗，蟲食臟及食肛。

此証殺人甚速，因其死生難決，故曰狐惑。狐惑者，猶豫不決之義也。其人素有蟲病，始因失汗，汗氣薰蒸，又腸胃空虛，故蟲求食而食人之五臟也。蟲食其肛門爲狐，下唇有瘡，其咽乾。蟲食其臟爲惑，上唇有瘡，其声啞嗄。人望而畏之。　通用桃仁湯、黄連犀角湯、雄黄銳散。

體實之人，先用遇仙丹一服，取其蟲積，次則調理。

蚘厥却緣多饑，蟲攻咽及攻胃。

蚘厥即蚘厥俗以此爲消食蚘者非也其人素有蚘虫妄發其汗以致胃中虛冷飢不能食即吐其蚘乍靜乍煩乍動乍止。吐蚘者雖有大熱忌下凉藥犯之必死蓋胃中有寒則蚘上入膈大凶之兆急泡乾姜理中湯去甘草加烏梅川椒名安蚘散蚘安却以小柴胡退熱蓋蚘性聞酸則靜見苦則安故也

渴乃煩多班爲熱熾與後發赤斑當行紫雪條同看

渴者裏有熱也津液爲熱所耗故也。傷寒六七日傳至厥陰爲消渴渴飲水多而小便少乃熱能消水也

太陽無汗而渴。忌白虎湯。宜柴胡湯。陽明多汗而渴戒五苓。宜竹葉石羔湯。白虎湯。至于厥陰脉(沉)而渴熱之極矣。大承氣下之。

發斑者。大熱則傷血。熱氣乘虛出於皮膚。而為斑也。輕則為疹子。甚則為錦紋。然斑之方萌。與蚊迹相類。發斑多見于胸腹。先紅後赤者是也。蚊迹只在于手足。先紅後黄者是也。通用犀角地黄湯。升麻犀角湯。玄参升麻湯。或加黄芩赤芍。蟬蛻紫草荊芥防風連翹之類

陽明內實。則為寒熱往來

陽明內實裏熱已極矣宜下之以大柴胡加蘇葉青皮
或小柴胡加朴硝

太陽中風因作剛柔二痓

並小續命湯剛痓去附子柔痓去麻黃並加羌活獨活
家葛大便利而厥逆者加白术則以熟附子佐之
其間一痓身熱譫語口渴手足反微寒大便反滑泄此
爲剛柔不分之痓用生附白术入小續命湯無汗倍麻
黃有汗倍桂枝
其若痰盛則南星半夏白附白茯以消其痰枳實陳皮

甘草紫蘇以順其氣。痰消則風止。氣順則神醒。治法先與消痰順氣爲上。然後詳其輕重。熱輕則敗毒。重則小柴胡。壯熱胸滿。口噤咬牙。便秘者。是爲裏實。大承氣湯下之

衄血雖爲欲解。動陰血爲厥竭之憂。

衄血雖熱盛。邪猶在經。然亦不可發汗。 若衄而成流不須服藥。少刻自解。若點滴不成流者。黄芩芍藥湯。表裏皆實者。防風通聖散。 大便不實者。生地芩連湯。

少陰病。但厥無汗。强發之。必動其血。從口鼻耳目中出

名下厥上竭乃死症爲難治當歸四逆湯仍灸太谿三陰交。一法用黑錫丹

厥利雖若尋常反能食有除中之忌。

厥者四肢厥冷也利者大便自利也中者胃氣也除中言邪氣太盛除去胃氣不治。厥而利者腹中當冷冷不消散則不能食反能食者除中不治。

厥有二端治非一類。

厥有二端但問大小便秘利初起有熱無熱察脉驗舌。則陰陽二厥不差。

陰厥脉沉而細初緩利過陽厥脉滑而沉始因便秘治陽則芒硝大黄治陰則附子姜桂

陰厥者因三陰經血分自受寒邪初病無身熱無頭痛便惡寒四支厥冷直至臂脛過乎肘膝不温踡卧不渴或腹痛吐瀉戰慄向如刀刮口吐涎沫脉沉無力此爲陰症直中眞陰寒症不從陽經傳入謂之陰厥也理中四逆温之

陽厥者先自三陽氣分因感寒邪初病有頭痛有熱惡巳後傳至三陰血分變出四支厥冷乍温便實脉沉

有力。此傳經熱症，謂之陽厥，即陽症似陰也。外雖厥冷，內實熱耳。大承氣下之。

死生係反掌之間，藥可折肱而治。

楚辭云：三折肱，九折臂而成醫。今傳又云：三折肱知爲良醫。言三折肱而療之，乃爲良醫也。

因知風溫汗不休，當用漢防己。與後風溫可用萎蕤條同看。

風溫尺寸俱浮，素傷於風，因而傷熱，風與熱搏，即爲風溫。其症身熱自汗，頭痛喘息，發渴昏睡，脉浮身重，漢防己湯。發汗後身灼熱，亦名風溫，知母葛根湯。

經云風溫濕溫分發正汗則危惡難醫慎勿汗之誤汗
則讝語煩燥　誤汗風溫防已黄芪湯
胸痞利不止宜服禹餘糧
服湯藥利不止心下痞硬甘草瀉心湯生姜瀉心湯
他藥下之利不止医者以理中與之利益盛理中者理
中焦也此利在下焦宜赤石脂禹餘粮湯又不止利小
便五苓散
併病歸于一經邪不傳分表解即愈
併病者始于二陽合病後併于一經又有一陽經先病

又過一經傳者爲併病。且如太陽陽明併病一證。若併而未盡是傳未過。尚有太陽表證法當汗之。以麻黄桂枝各半湯。若併之已盡。是爲傳過陽明法。當下之以承氣湯。若併于少陽法。當和解以小柴胡湯。

戰汗分爲四症。陽勝陰。今熱退身凉。

戰者陰陽相争。正氣欲復。邪氣欲出。邪與正争。其人本虚。是以發戰。

戰汗四證。

有戰而汗出而解者。有振慄作寒汗出而解者。有不戰汗出而解者。有蒸蒸發熱汗出而解者。病有戰而汗得解者。其脉浮而緊。按之反芤。此人本虛。故當戰而汗出也。何者。其人本虛。故當發戰。脉浮。故當汗出也。病有不戰汗出而解者。其脉浮而數。按之不芤。此人本實。以正勝邪。作戰不成。但汗出而解矣。病有振慄而汗者。太陽病未解。脉陰陽俱停。雖劇當愈。必先振慄汗出而解矣。陽脉微者。先汗出而解矣。陰陽俱停。謂無偏勝也。寸關尺大小浮沉遲數同等也。脉微者。是胃氣囘不再受邪也。病有蒸蒸振汗者。小柴胡証具而以他藥下之。柴胡証仍在者。復與柴胡湯。此雖已下之不爲逆。得湯必蒸蒸而振。發熱汗出而解矣。

咳逆者。羗活附子。

咳逆者。俗謂吃忒是也。氣自臍下直衝于胸嗌間而上氣逆也。其症纔發聲于喉間則遽止。呃呃然連續數聲。然短促而不長。古人謂之噦者非也。此由誤用凉藥過多。冷極于下。迫其相火。火上冲于胸而爲吃忒。病人煩燥。自覺甚熱。他人按其肌膚則冷。此爲無根失守之火散亂爲熱。非寔是熱也。乃水極似火。陰証類陽也。治用羗活附子湯急溫其下。眞陽旣回。則陰火乃降。吃忒漸止也。

腹痛者桂枝大黄。本太陽病表邪未罷。醫反下之。乘虛傳于太陰。裏氣不和。小腹滿而時痛。桂枝加芍藥湯。小寔小滿而痛者。桂枝加大黄湯。易老云此非本有是症。由其誤下所傳于胃故也。沉數而洪者。裏寔也。大柴胡和之。浮數而洪者。表裏俱寔也。桂枝加大黄湯和之。

微虛相搏。則爲噦氣。

陽脉微浮而緊，緊爲寒，微爲虛。微虛相搏，則爲短氣。短氣者，呼吸短促不足以息也。大抵腹濡滿而短氣者，邪在表爲虛也，桂枝湯。腹痛滿而短氣者，邪在裏而爲實也，大柴胡湯。小承氣湯。
勞食再復，乃成內傷。
病新差後，勞力再復，熱實者，麥門冬湯。虛者補中益氣湯。
病新差後，勞食再復，熱實者，枳殻梔子大黄湯。虛者藿香正氣散。

陽明背惡寒。而唇口燥。懸知白虎爲最。

背負陽而腹抱陰。背惡寒。此乃陽氣弱。而陰氣乘于陽也。必兼以燥者。用人參白虎湯。

少陰身體痛。乃筋肉惕。乃闕眞武至強。

內經云陽氣者。精則養神。柔則養筋。發汗過多。筋肉失養故瞤然而跳。惕然而動也。非溫經助陽之藥。何有愈乎。

憑發汗而腹中左右有動氣者。不可汗。汗則筋肉惕。並用眞武湯。羸人去芍藥。有熱去附子。並加人參當歸。

若發汗過多而惕者。用人參當歸白芍半夏白茯甘草作劑。以靈脂爲佐。入生姜烏梅煎服。生血養筋。其瞤自止。或大便秘。加大黃以導之。血脉一和。不及掌而安矣。

將欲發黄。先出頭汗。

頭汗出至項而還。發黄症也。茵陳湯。

始因火迫。終至亡陽。

傷寒症、若汗未至。以火迫取汗。以致亡陽。柴胡龍骨牡蠣湯。辰砂五苓散。朱砂安神丸。

渴欲飲水。水入即吐者。五苓散。

飲水即吐者名水逆。

小便不利者五苓散。大便不利。身熱煩渴者。大柴胡湯。

二便如常。身熱而渴者。竹葉石羔湯。

燥欲漱水。水入不下者犀角湯。

陽明症。水不欲嚥者。內有瘀血故也。有衂血畜血二症。

陽明有表症。口燥欲漱水。水入不咽者。必衂。黃芩芍藥湯。

一云犀角地黄湯

陽明無表症口燥欲漱水水入不咽者此畜血如狂症

輕則犀角地黄湯甚則桃仁承氣湯

況乃大青龍兼理風寒

熱盛而煩手足自温脉浮而緊此傷風證見傷寒脉也

不煩少熱四肢微厥脉浮而緩此傷寒症見傷風脉也

二者榮衛俱傷法用大青龍湯

然亦不可輕用必須風寒俱盛又加煩燥者方可與之

假令証脉未明又不若用九味羗活湯之爲猶穩也

小承氣正觸潮熱。

微實者。小承氣合小柴胡湯。　大滿實者。大承氣合大柴胡湯。

次用小柴合小陷胸湯。加枳殼桔梗。

不得眠而煩燥甚。雞子入於黃連。

煩燥者。心熱則煩。腎熱則燥。燥者熱之甚也。　一云火入于肺則煩。火入于腎則燥。煩燥俱在上者腎子通于肺母也。

少陰病脈(沉)而(實)。厥冷自利。煩燥不得眠者。黃連雞子湯。脉沉而濡者人參三白湯。

太陽煩燥者大青龍加枝子黄芩。

陽明煩燥者白虎湯加枝子黄芩。

少陽煩燥者小柴胡湯加枝子大青。

表熱煩燥者雙解散。裏熱煩燥者大柴胡湯

表裏俱見者通聖散

但有熱而嘔噦煩姜汁加於竹葉。

凡有熱而嘔噦及衂而渴常欲飲水水入即吐者竹葉

石羔湯加姜汁。便秘者大柴胡湯加石羔家葛知母

麥門冬淡竹葉或小柴。本草謂熱嘔者加烏梅爲良

一七瓜蔕散吐傷寒中脘痰涎（瓜蔕乃絲瓜蔕也俗名藤蘿）

中脘痰涎宜瓜蒂散或瓜蒂豆豉梔子瓜蔞常山半夏桔梗甘草煎服以手探吐次用小柴胡湯合小陷胸湯爲良。

三物桃花湯理少陰下利膿血。

少陰病脉沉濡四支厥下利膿血宜三物桃花湯次用四君合四物湯去甘草熟地加肉桂粟米名胃風湯帮以黃連茱萸同以酒浸炒各揀開若微有熱更加茱萸

炒黃連微有寒，却以黃連炒茱萸爲良。　膏粱積熱者。
宜清胃散
厚朴半夏治腹脹爲偏宜。
太陽已汗。表解而腹脹者。厚朴半夏甘草人參湯。太陽
未汗。表未解而腹脹者。桂枝湯加厚朴枝子。病後腹脹
者桔梗半夏湯。合枝子厚朴湯。　腹脹大便不通者。小
承氣湯。　小便不通者五苓散。
二便不通者凉膈散。加枳殼木通。
葱白麻黃。理頭痛爲至截。

已汗不解頭痛如破者葱白葛根湯連鬚葱白湯太陽頭疼麻黃湯陽明頭疼白芷石羔湯少陽頭疼小柴胡加川芎三陽俱頭疼前三方合而用之

調溫毒可用黑膏散赤斑當行紫雪斑前斑爲熱熾同看

發斑有二症一日溫毒即冬月感寒至春發或失于汗下或汗下不解毒氣不散故發斑也

日陽毒即熱病乃冬溫煖感乖厲之氣遇春熱而發斑二者慎不可汗誤汗增斑爛也

輕則爲疹子重則爲斑倏輒前斑爲熱熾條此不再述溫毒發斑黑膏

主之。通用人參羌活散。加防風荊芥黄芩赤芍玄參升麻蟬蜕紫草生地。或磨石硃服之。其效如神。

陽毒發斑。紫雪主之。傷風傷寒有熱發斑者。雙解散。去麻黄。加玄參知母升麻。及荊防敗毒散。加知母石羔黄芩赤芍玄參升麻。或升麻葛根湯。加知母石羔玄參黄芩連翹梔子黄連生地。三方選用。

吐血者。須煎黄連栢皮。

吐血諸陽受熱。其邪在表。當汗不汗。致使熱毒入臟。積瘀于內。遂成吐血也。胸腹急滿。大便黑。小便數。皆瘀血症。熱毒入深吐血者栢皮湯犀角地黃湯。黃連阿膠湯。三黃瀉心湯。

經曰、服桂枝湯吐者。其後必吐膿血。犀角地黃湯。加黃芩黃連炒枝子大黃鬱金側栢葉藕節生地。

咽痛者。通用猪膚甘桔。

咽痛者。咽喉不利。熱毒上衝也。經曰太陽病下之脉緊者咽痛。以太陽之邪。搏于少陰也。何也。少陰之脉循喉嚨挾舌本故也。　通用猪膚湯甘桔湯主之。　後却以荊防敗毒散。合升麻葛根。加玄參黃芩青木香。

三物白雖云傾峻散結胸寒實中焦

此渴多渴而熱者爲熱實結胸宜大陷胸湯或以大柴合承氣湯加桔梗甘遂貝母爲穩 無熱不渴者爲寒實結胸宜三物白湯及枳實理中丸

十棗湯固非泛常治痞滿痛連兩脇

心下痞硬脇滿乾嘔短氣汗出不惡寒用十棗湯或以大柴胡加桔梗青皮炒枝子

加以大熱錯語呻吟乾嘔者黃連解毒

傷寒已得汗解因飲酒復劇煩悶錯語呻吟乾嘔不得

卧。宜黄連解毒湯或合小柴胡及白虎湯

脉遲熱多寒少血弱者黄耆建中

傷寒似瘧乃有此症宜黄芪建中湯或柴胡桂枝湯加

當歸芪朮。

汗之過多動悸而惕

汗爲心液汗多則心空而動惕宜小柴胡合温膽湯加

茯神遠志酸棗仁麥門冬當歸

下之先時懊憹在胸

懊憹者心中懊懊〻鬱悶不舒之貌蓋由表未解而誤下

之引邪胸中故爲懊憹甚則爲結胸也
熱在心胸則宜吐熱結胃腑則宜下此又不可不知也
心胸懊憹以梔子豉湯微吐之或柴胡枳梧湯加梔子
香豉
旋覆代赭理心痞而噫不息
噫䭇後出息也傷寒汗吐下後心下痞乃有此症旋覆
代赭湯
桂麻各半療身癢而汗不通
太陽病面有熱色表未解未得汗也故身癢宜麻黄桂

枝各半湯。若血虛挾風身癢者四物湯加羌活防風酒浸黄芩煎調紫浮萍效。

勞復身熱湯名猳鼠糞

女勞復者傷寒瘥後交接淫慾自病復發者名女勞復。陰陽易者如換易之易傷寒病瘥後而交接淫慾邪毒之氣交相換易無病者反得病故名陰陽易也。女勞復與陰陽易不同而治法同。通用燒裩散猳鼠糞湯或合小柴胡湯加麥門用竹茹。或單竹茹煎服或以柴胡青皮荔枝核爲末以竹瀝煎湯調下

腸垢臍熱藥用白頭翁

腸垢協熱而引臍下熱。宜用白頭翁湯。或五苓散加解毒湯。

疫癘者。春夏秋冬。各有法。用須十全九症

疫癘者、乃時行不正之氣　春應煖而反大凊。夏應熱而反大凉。秋應凉而反大熱。冬應寒。而反大溫。非其時而有其氣。是以一歲之中。長幼之病多相似。此即疫癘也。　難經曰、上工者、十全九症各有治法　通用人參敗毒散。升麻葛根湯隨加減、　經云、春感清邪在肝。神术散加紫蘇柴胡。或升麻葛根湯。夏感寒邪在心。二香散加細辛獨活。或調中益氣湯。秋感熱邪在肺。柴胡升麻湯。加白芷葱白。感濕白虎湯加蒼术。發黃茵陳五苓散。冬感溫邪在腎。名曰冬溫。九味羌活湯加桂枝獨活。

百合者。行住坐卧皆不定。號爲百脉一宗。

百脉一宗。舉身皆病。不能行住坐卧。似寒似熱。藥入即吐。有如鬼神。俱用百合知母湯。百合地黄湯。滑石代赭湯。百合洗方選用。

嘗謂多眠身猶灼熱風溫可用萎蕤與前風溫汗不休條同看

此名風溫病在少陰厥陰二經萎蕤湯及人參敗毒散

葛根龍膽湯小柴胡湯選用 未醒者柴胡桂枝湯

發汗後身熱復灼熱用知母葛根湯

不眠心蘊虛煩飲汗必須酸棗

陽虛多眠陰虛不眠夫夜以陰為主陰盛則目閉而卧安若陰為陽所勝故終夜煩擾而不得眠所謂陰虛則夜爭是也 汗吐下後晝夜不得眠心蘊虛煩有汗者酸棗湯有熱者合小柴胡湯有痰二陳合小柴加炒枝

黃連麥門冬。酸棗茯神遠志。

手足攣搐。當求牛蒡根。

汗出畏蓋覆不周。致腰背手足搐搦。牛蒡根散及人參

羌活散加防風荊芥牛蒡根。　風邪所勝。小續命湯加

羌活獨活釣鈎藤。

咳嗽生痰。宜行金沸草。

咳嗽生痰。金沸草散加黃芩杏仁風化硝桔梗枳殼。

若冬[illegible]邪。荊防敗毒散加芩連杏仁瓜蔞。

不可汗本有數種。動氣與風濕脉虛

不可汗本有數種。脉(遲)(弱)(虚)(細)。動氣。婦人經來適下。亡陽。咽中閉塞。咽喉乾燥。風溫。濕溫溫毒。陽毒。發斑。瘡家。淋瀝。衄血。邪盛於裏。中濕。

不可下自非一端。動氣與陽(浮)在表。

不可下自非一端。脉(虚)(細)(浮)(大)。咽中閉塞。嘔吐。結胸。短氣。動氣。邪盛于表。

濕症不可汗傷。中濕。風溫。濕溫。

霍亂多緣熱腦。

霍亂者，上吐下利。多因天暑地沸，陰陽揮霍而撩亂也。乃邪氣飲食所傷。邪在上焦，吐而不利；邪在下焦，利而不吐；邪在中焦，既吐且利。胃氣為邪氣所傷，陰陽垂隔故也。

有乾霍亂、濕霍亂之異。乾霍亂者多死，濕霍亂者多生。濕霍亂者，上吐下利，則所傷之物得以泄出，故生。若乾霍亂，則上不得吐，下不得利，所傷之物不得泄出，壅閉正氣，陰陽懸隔，喘脹而死。其或用吐法，或有可生之理也。

吐利交作。熱多而渴者。香薷散。五苓散。

口渴而煩者。竹葉石羔湯。　口渴而厥者。白虎湯加人參。　口不渴而四肢厥者。理中湯。蘇合香丸。或六和湯。

藿香正氣散。

吐利交作後。發熱腹疼。口渴欲水。水入即吐即利。吐利不休。而吐利反無所出者。此陰陽不和也。煎陰陽湯將將步呷之屢效。

溫病發於春夏。要須柴葛以解肌。

溫病者多發於春三月夏至前是也。

微熱者升麻葛根湯解肌湯　微熱不渴者小柴胡湯加桂枝。　脉實煩渴大便難者大柴胡湯。　虛煩者竹葉石羔湯。　俱用羌活湯解之為當渴加知母石羔。

傷寒或因燒針腎氣逆上發如奔豚從小腹上衝心者奔豚愓逐寒邪多用桂苓為可保。

此寒邪愓逐也桂枝加桂湯。　或發汗後動悸欲作奔豚者茯苓桂甘大棗湯　有熱者小柴胡湯加炒枝枳實山查清木香青皮川楝子小茴香荔枝核竹茹。

惡寒後微熱名似瘧不嘔清便必自愈

或一日一發或兩三發此名似瘧不嘔清便者此邪在表也桂麻各半湯。熱甚合小柴。嘔吐合二陳。二七日後症候少減邪氣已衰兼以祛瘧丸間服寒熱乃止。若久而胃氣弱者難以截之又當以壯胃爲主。

臍痛引陰名臟結下利白胎不可醫。

狀如結胸時時自下利舌上白胎臍疼引陰筋者名臟結死不治。

口燥咽乾雖少陰下不可緩。

少陰之病。二三日口燥咽乾者急下之。大承氣小承氣大柴胡涼膈散之類。　如大便不實。只以涼膈散和之尤穩。

肉瞤筋惕。發動氣汗以致癃。

經曰。動氣在左。不可發汗。發汗則肉瞤筋惕。以八物湯去地黃白朮。加半夏雲脂生姜烏梅。　有獨手足搖動者。此肝木侮脾土也。宜補中益氣湯。人參羌活散並可加鉤鉤籐。

陽明與少陽合病。脉弦者名曰負。

陽明與少陽合病。脉長者爲順，脉弦者爲負，負者死。蓋弦者少陽之脉也。少陽屬木，陽明屬土，少陽之木剋陽明之土，此賊邪所勝，不可治也。

傷寒與熱病將痊，食多者號曰遺。

與字當作爲字。内經云：人之傷於寒者，則爲熱病也。此遺字註解多不同。活人註謂便不禁也。或云遺者下也。其人必下利不禁也。此皆非是。余謂遺者，如以物遺人之遺，即司馬光所謂積德以遺後人之遺是也。内經帝曰：熱病當何禁之？岐伯曰：熱病少愈，食肉則復，多食則遺。此其六禁也。言傷寒爲熱病。當少愈之時。邪氣未盡去。胃氣未盡。復食肉多食。在所禁也。如或不禁。則反助邪氣。肉食者其後復病。多食者其後遺病。將痊而不得痊矣。余見病後食肉而復病者。多食而復病者。往往有之。

自汗有風溫濕溫。若亡陽則术附可用。

風溫濕溫不宜汗。汗多曰亡陽。　發汗後汗不止曰亡陽。　太陽桂枝誤投麻黄。汗不止曰亡陽。　尺寸脉(緊)主無汗。反有汗曰亡陽。　陰病無汗反有汗曰亡陽。

房勞得病服麻黃汗不止曰亡陽並宜朮附湯合黃芪建中湯加當歸人參。

身痛有表症裏症若陰毒則四逆尤遲。與○陰陰毒脈青厥逆同看

太陽身痛表証也麻黃湯九味羌活湯可發汗而愈。

陰毒身痛裏症也陰毒乃中陰之寒証身疼如被杖厥逆下利内實真寒也即用四逆湯回陽救急湯猶恐其遲矣。

脾約者大便難而小便數治用大黃枳殼。

太陽病發汗過多大利小便胃中燥大便難小便數此

表解裏病。其脾爲約。老人津液少。大便澁。亦名脾約。宜脾約麻仁丸。作湯亦可。

協熱者。小便澁而大便利。須用黃連當歸。

經云。諸出爲虛。大便利大腸虛也。小便澁小腸實也。此因虛挾熱而利。白頭翁湯。或五苓散。加黃連當歸。下利不止者。赤石脂丸。

嘔吐有寒有熱。寒則當溫。熱當以解。

嘔吐有熱者。寸口脉數。手心熱。煩渴而吐。熱在胃脘也。

五苓散加家葛人參麥門冬。

嘔吐有寒者。曾經汗下。關脉遲。胃中虛冷而吐也。乾姜黄連黄芩人參湯。

讝語有虛有實。實則可下。虛不可爲。

經曰邪氣盛則實。精氣奪則虛。故實則譫語。虛則鄭声。譫語者。語出無倫也。蓋心中熱盛則神識昏迷妄有所見而言也。此譫語也。對鄭声言。則譫語爲實。以譫語言。則譫語自有虛實之分。 大抵熱入於胃。水涸屎燥而譫語爲實也。諸承氣湯選用之。 有被火劫而譫語者。有亡陽譫語者。有下利清穀不渴而譫語者。皆爲虛也。

或柴胡桂枝湯、白虎湯、解毒湯。小柴胡湯選用之。又有瘀血狂言譫語者、婦人熱入血室譫語者、

鄭聲者、鄭重之音也。本音失而正氣虛、乃精氣奪之候也。不治。或用小柴胡湯、

陽毒則狂斑煩亂、以大青升麻可迴困篤。與荊散赤斑當行紫雪同看與前發狂爲似斋丁內參看

陽毒者乃熱病之極。脉洪而實、乃發狂斑爛煩亂也。青黛一物湯。升麻葛根湯、犀角大青湯、大青四物湯、硝黃解毒湯。

陰毒則唇青厥逆，以正陽甘草或拯頗危。（頃前若陰毒則四逆猶進同看）

陰毒，乃中陰之寒症也。脉(沉)(遲)(細)欲絶，則唇青厥逆，用正陽湯、陰毒甘草湯、回陽救急湯。

發厥時，胸煩猶甚。此臟氣厥而精神散。

發厥時膚冷而煩燥不已。此乃陰勝于陽，物極則反也。

此名臟厥，不治。

譫熱論云，發熱脉躁，狂言不能食，謂之三死。

活人指掌賦總論

是賦也，自結胸至陰陽離，皆雜病也。余固不能悉具，且如風温濕温果傷寒乎。非傷寒、則為雜病、固不待辯其間有失汗誤汗失汗誤下、以傷寒而變為雜病者、則亦雜病而已矣。問傷寒之六經余故曰猶人指掌一賦以傷寒六經列之于首、而內以雜病貫之、此之謂也。

嗟夫生死之關、陰陽是主、陽脈見于陰經、其生也可知、陰脈見于陽經、其死也可許。

大抵傷寒之病、邪在表則見陽脈、邪在裏則見陰脈。

陰病見陽脈則生也、邪氣自裏出表、欲汗而解、如厥陰中風脈微浮為欲愈也。

陽病見陰脈則死也、邪氣自

表入裏。正氣虛而邪氣勝。如譫語脉沉細者死也。金
匱所謂諸病邪出外者可治。入裏者不可治。即此義也
土衰水旺則爲賊。能無尅制之災。
少陽陽明合病。脉當長而弦。少陽膽木也。陽明胃土也
陽明脉不旺。獨見弦急之脉。此木尅土也。爲鬼賊之脉
名曰負。負者。相負也。不治。
水升火降則爲和。會見歡欣之樂。
水屬腎。火屬心。病將愈。心火下降。則手足溫而外無熱
腎水上升。則精液生。而精神回。此生意復回效也。故曰

會見歡欣之舉。

緣傷寒傳變之不常。非雜病徑直而可取。是用潜篤心神洞窺臟腑。推惻隱之端。以濟乎今極疲癃之疾。以遡乎古庶幾可登仲景之堂。不負乎諄諄之語。

新刻傷寒活人指掌補註辨疑方九卷之三

邵武縣學訓導　童養學壯吾父　輯方

本庠　余　璟景玉父　較閱

藥方　此集所得之古方古今分兩輕重不同不宜拘執臨用者要自變通

大陷胸湯　治汗下後不大便。大結胸。從心至小腹脹滿、痛不可近脉沉緊滑數。

大黃叁錢　芒硝叁錢半　甘遂五分

右剉分二服水煎。

大陷胸丸　治發熱下之大早熱入因作結胸者。項亦強如柔痓狀，下之則和也。

大黃伍錢 芒硝貳錢五分 杏仁拾貳隻去皮尖雙仁草灰炒 葶藶叁錢微炒

右大黃為末，下葶藶杵羅，研杏仁、硝如泥，和丸彈大，每服一丸，入甘遂末以[illegible]分，白蜜半匙，水一鍾，煮溫服，以利為度。

小陷胸湯 治小結胸，心下按之疼，脈浮而滑。

半夏四錢湯洗 生姜貳錢 黃連貳錢 栝蔞實伍錢剉其殼子不剉

右水三鍾，煮栝蔞汁一鍾半，納藥至一鍾，絞汁，溫服，以微吐黃涎為愈。

三物白散　治傷寒實結胸

貝母　桔便各叁錢　巴豆壹錢

右二味爲散，納巴豆研和，以白飲和服，強人五分，弱人減之

枳實理中丸　治傷寒曾經吐利後，胸痞欲絕，膈高起急痛不安者。

枳實　茯苓　人參　白朮　乾姜

甘草炙，各等分

右爲末，蜜和一兩作四丸，米湯下。渴加栝蔞根，利加

牡蠣。

小半夏茯苓湯　治水結胸。

半夏伍兩　茯苓叁兩

每服八錢水一盞半。煎至一盞。入姜汁更煎一二沸熱服。

半夏瀉心湯　治心下痞滿軟而不痛。

半夏貳錢半　甘草叁錢　黄芩貳錢　乾姜貳錢　人參貳錢

黄連壹錢

右姜三片棗二枚水煎服。

三黄石膏湯　治傷寒身熱煩燥不得汗脉洪大四五日不便發狂者表裏俱熱也

黄連　黄芩　黄栢各貳錢　麻黄壹錢自汗者去之　石羔伍錢

香豉叁錢

右水煎服。

柴胡桂枝湯　治傷寒發熱脉弦自汗或渴或利此太陽併少陽經藥也。

桂枝貳錢　黄芩　人參　白芍各四錢　甘草炙壹錢

半夏　柴胡各壹錢

右棗二枚。姜三片。水煎服。

犀角地黃湯

犀角　白芍各貳錢　牡丹皮　生地酒浸各壹錢

右爲末。每服四五錢。水煎服。

桃仁承氣湯　治瘀血在裏。

大黃四錢　桃仁叁錢　桂枝　芒硝各貳錢　甘草壹錢

右水煎服。

五苓散　治中暑煩渴。身熱頭痛。霍亂瀉泄。小便少。心神恍惚。

豬苓 澤瀉各壹錢 白朮 茯苓各壹錢半 肉桂五分

右水煎服。

瀉肺湯 治肺實胸滿。上氣喘逆。身體面目俱浮腫。

葶藶叁錢 大棗拾枚

右水煎服。

麻黄杏仁甘草石膏湯 治汗下後。汗出而喘。身無大熱者。

麻黄叁錢 杏仁壹錢半 甘草壹錢 石羔伍錢

右水煎服。

滚痰丸　治千般怪症如神。惟孕婦産後禁服。

大黄酒蒸　黄芩各八兩　沉香伍錢　礞石壹兩同焰硝貳兩搗碎入小罐內以鐵物片蓋之鐵線縛定鹽泥固濟晒乾火煅通紅候冷取出

右爲細末水丸。如菉豆大。每服四五十丸。量虚實加減。

一方加硃砂貳兩。研細爲衣。

小青龍湯　治太陽表未解。心下有水氣乾嘔發熱而欬。或噎或喘。

麻黄　芍藥　細辛　乾姜　甘草

桂枝各壹兩　五味　半夏各八分

右水三鍾。先煮麻黃去上沫。再納諸藥煎溫服。

竹葉石膏湯　治陽明汗多而渴。欲飲水。水入即吐

石膏貳錢　麥門冬去心　半夏各壹錢　青竹葉五片

人參　甘草各壹錢

右生姜三片。粳米百餘粒。水煎服。

桃仁湯　治傷寒不發汗。變狐惑唇瘡声啞。

桃仁　槐子　艾各五錢　棗十五枚

水二大鍾半。煎至一盞半。分二服。

黃連犀角湯　治狐惑

黃連五錢 烏梅七個 木香壹分 犀角壹兩如無以升麻代之

右水煎服。

雄黃鋭散 治狐惑症亟食上下者並宜。

雄黃 青箱子 苦參 黃連各壹兩半 桃仁壹錢

右爲末。生艾搗汁和如小指尖大。綿裹納下部肛門內。

遇僊丹 治停積腹脇脹蒲。水腫氣滯等証

黑豆貳兩 茵陳七錢 檳榔 莪朮各貳兩 皂角

木香各叁錢。青皮五錢 萊頭子炒貳兩

右爲末。煎萊頭子湯。打糊爲丸。如桐子大。每服七十九白湯下。

乾姜理中湯

本方內，去甘草，加烏梅、川椒，名安蚘散。

升麻犀角湯　治胃經風毒，氣血凝滯，麻痺不仁，鼻臭牙痛。

犀角七分半　升麻　白芷　防風　川芎

白附子　羗活　黃芩各五分　甘草壹分

右水煎服。

小續命湯　二痓通用。

麻黃　人参　黄芩　白芍　甘草炙

川芎　白朮　防杞　肉桂各叁錢　防風四錢

附子五錢生用去皮臍

右水煎服。柔痓自汗，去麻黄；剛痓無汗，去附子。

玄参升麻湯　治發斑咽疼。

升麻　玄参　甘草各五分

右水煎服。

人參敗毒散　治疫癘四時通用。

柴胡　甘草炙　桔梗　人參　羌活

芎藭　茯苓　枳殼　前胡　獨活并八分

每服三錢。水一盞。姜三片。薄荷少許。同煎温服

黃芩芍藥湯

黃芩　芍藥各壹兩　甘草五錢

右每服五錢煎服。

防風通聖散　又名雙解散。

防風　川芎　白芍　當歸　大黃

薄荷　麻黃　連翹　芒硝各五錢　石膏

黃芩　桔梗各壹兩　滑石　甘草各三兩　荆芥

白朮　枝子各弍錢半

右爲末。每服三錢水。一盞生姜三片。煎溫服

生地芩連湯

生地　川芎　當歸各七分　赤芍　山梔

黃芩　黃連各三分　防風弍分

右水煎服

當歸四逆湯　治下之厥逆。

當歸　桂枝　芍藥　細辛各壹兩　甘草

通草各六錢弍字半　一方加茱萸三錢　生姜六錢

水六鍾煎取三鍾分三服。

黑錫丹　治痰氣壅塞上氣下虛心火炎熾腎水枯竭及婦人血海久冷或赤白帶下並宜服之。

肉桂去粗皮半兩　肉豆蔻麪裹煨　葫蘆巴酒浸炒　破故紙炒

茴香舶上者炒　陽起石研細水飛　金鈴子蒸去皮核　木香　沉香

附子炮去皮臍各壹兩　硫黄　黑錫用硫黃炒成砂子各弍兩

右用鐵盞或新鐵銚內如常法結黑錫硫黄砂子地上出火毒研令極細餘藥並杵羅爲末一處和勻自朝至暮必研令黑光色爲度酒糊爲丸如梧子大陰乾入布

袋內擦令光瑩。每服四十粒，空心鹽薑湯下。女人棗湯
下

漢防杞湯　治維娠通身浮腫滿如水氣喘促不利，俗呼
爲琉璃腫是也。

防杞弍錢七分　桑白皮　赤茯苓　紫蘇各叁錢大分
木香九分
右作二貼，水煎服。

知母葛根湯　治風溫身灼熱。

知母壹錢半　乾葛四錢　石膏叁錢　萎蕤弍錢半　甘草

木香　升麻　黄芩　南星　羌活

麻黄各壹錢

右水煎服。

防巳黄芪湯　治諸風諸濕。

防杞　黄芪各弍錢　白术壹錢半　甘草七分

右水一鍾姜三片棗一枚煎服。

甘草瀉心湯　治傷寒傷風。醫反下之。下利日數十行。穀不化腹鳴。心下痞滿乾嘔心煩

半夏弍錢半　甘草四錢　黄芩　乾姜各弍錢　黄連壹錢

人參叁錢五分

右薑三片水一鍾棗二枚煎服

生薑瀉心湯　治汗出後胃中不和心下痞噫氣食息或

脇下有水氣腹鳴泄瀉

生薑　半夏各弍錢　人參　乾薑　黃連

甘草各壹錢　黃芩五分

右棗二枚水煎服

赤石脂禹餘糧湯　治心痞硬

赤石脂　禹餘糧各弍錢

右水煎服。

麻黄桂枝各半湯　治傷寒見風脉發熱自汗或無汗。

桂枝貳錢　杏仁拾壹隻　生姜　甘草炙　白芍

麻黄名壹錢

右棗二枚水煎服　按此足太陽手太陰手少陰經藥。

出太陽例治風寒之劑也。

羌活附子湯　治陰症内寒厥而嘔逆。

乾姜壹兩　茴香　羌活　丁香各五錢　附子生去皮剁細切

一枚

右每服三錢。水一鍾。煎。食前溫服。

桂枝加芍藥湯　即建中湯

桂枝叁錢　芍藥四錢　甘草壹錢

右姜三片。棗一枚。水煎服。

桂枝加大黄湯

桂枝六錢　白芍四錢　甘草弍錢半　大黄弍錢

右姜五片。棗二枚。水煎服。

麥門冬湯　治寒前後發熱。

麥門冬　甘草各弍錢　竹葉十五片

右粳米湯一盞棗二枚水煎服

補中益氣湯

黃芪壹錢 甘草炙 人參 升麻 柴胡

陳皮 當歸身 白术各叁分

右水煎温服。

枳殼枝子加大黃湯 治食後發熱。

枳殼壹枚 肥枝子叁枚 豆豉壹兩 大黃如棊子大五六枚

右水煎服。

藿香正氣散 治傷寒頭疼憎寒作熱上喘咳嗽反胃嘔

惡氣泄瀉霍亂山嵐瘴氣。

大腹皮　白茯苓　白芷各壹兩　白朮　甘草炙

厚朴　半夏湯泡七次　桔梗　紫蘇各弍兩　藿香

陳皮各叁兩

右姜三片棗一枚水煎熱服。

人參白虎湯　治發熱自汗表虛者。

石膏五錢　甘草七分　人參壹錢　知母弍錢

右水煎服。

真武湯　治陰症脉沉身痛發汗過多筋惕肉瞤少陰証

痛小便不利。

白茯苓　白芍　生姜　白术各壹两　附子一枚

右水煎服　欬者加五味細辛乾姜小便利者去茯苓。下利者去芍藥加乾姜嘔者去附子加乾姜。

柴胡龍骨牡蠣湯　治傷寒八九日下之胷滿小便不利。譫語火邪驚狂身痛等証

柴胡壹两弍錢　龍骨　桂枝　鉛丹　人參

黄芩　茯苓　牡蠣　生姜各五錢　半夏四錢

大黄六錢　大棗六枚

右水煎服。

辰砂五苓散　治傷寒表裏未解，及癱瘓煩悶諸熱。

辰砂　白朮　猪苓　澤瀉各壹兩　肉桂六錢

赤茯苓壹兩

右為細末，每服二錢，沸湯調服。中暑煩悶，小便赤澁，新水調下。

硃砂安神丸　治劳神過度，以致心神煩亂怔忡兀兀欲吐，氣亂而熱，似懊憹狀。

黄連　生地　當歸身　甘草炙各壹錢半

硃砂一錢另研爲衣

右爲末蒸餅丸黍米大每服十五丸或二十丸嚥津下

大青龍湯

麻黃三錢 桂枝弍錢 杏仁一錢半 石羔四錢 甘草一錢

右姜三片棗二枚水煎服

黃連鷄子湯 即黃連阿膠湯 治少陰煩燥不得卧下

利濃血

黃連一錢半 黃芩 阿膠 白芍各一錢

右水一鍾煎熱去渣入阿膠令融化少溫入鷄子黃半

枚攪勻溫服。

人參三白湯　治太陽症誤下誤汗表裏俱虛以致鬱冒得汗自愈

人參　白朮　白茯苓　白芍各一錢半　柴胡三錢

川芎一錢　天麻五分

右水煎服

雙解散　治風寒暑濕飢飽勞役內外諸邪所傷以致氣血怫鬱變成積熱發汗雜病但覺不快便可用此通解小兒瘡疹此解尤快　自利去大黃芒硝自汗去麻黃

卽防風通聖散。

右水二鍾。姜三片。葱白一莖。豆豉一撮。去渣熱服

通聖散　治身有惡瘡。或水洗。或薰。以致毒入腹而腫。本方加金銀花升麻乾葛木通。

蒼术一斤泔水浸　熟地一斤　五味子半斤　乾姜春秋用七分炒冬用一兩夏五錢

右爲細末。煮棗肉爲丸。如梧桐子大。每服一百丸。米湯下

瓜蒂散　治傷寒表症罷。邪入裏。結於胸中。煩滿。四肢微

厥脉(微)(浮)或(大)以此吐之亡血體虛者禁服

瓜蒂炒黄即絲瓜蒂俗名蘇蘆 赤小豆廿分

右為末豆豉半合同水煎湯調服

柴胡桔梗湯

即柴胡湯加桔梗

三物桃花湯

赤石脂五兩三錢一半全用一半為末 糯米三合 乾姜三錢

右水二升三合煮米熟去渣温服二合半內赤石脂末

方寸

清胃散　治胃經膏粱積熱，吐衄牙宣，或唇口腫痛，或上下牙齦潰爛焮痛，連及頭面，惡寒發熱。

黃連炒一錢半　當歸　牡丹皮　地黃各一錢　升麻二錢

右水煎冷服。

厚朴半夏甘草人參湯　治汗後腹脹滿而痛。

厚朴三錢　半夏二錢　人參一錢　甘草五分

右姜三片，水煎服。

桔梗半夏湯　治產後調和陰陽，腹脹嘔逆。

桔梗　半夏　陳皮各五分

右姜三片水煎服

梔子厚朴湯　治傷寒下後心煩腹滿

山梔一錢半　厚朴三錢　枳實弍錢

右水煎服得吐即止。

涼膈散

大黃　朴硝　甘草　梔子仁　黃芩

薄荷各一兩　連翹四錢

右爲末每二錢加竹葉蜜少許煎服。

葛根葱白湯　治已汗未汗頭痛

葛根　白芍　知母各叁錢　川芎六分　葱白一握

生姜六分

右水煎服

連鬚葱白湯　治太陽已汗未汗。頭疼如破。

生姜一兩　連鬚葱白十四莖

右葱姜共擣破。水煎服。

白芷石膏湯

黑膏　治温毒發斑嘔逆。

生地弍兩半　淡豆豉一兩六錢　猪脂十兩

右和勻露一宿煎至三分減一櫨去滓入雄黃末五分

麝香五分攪勻白湯下。從皮中出則愈矣忌蕪荑。

人參羌活散

羌活　獨活　柴胡　人參　白茯苓

川芎　枳殼各叁兩　前胡　桔梗　天麻

地骨皮　甘草炙各一兩五錢

右加麻黃薄荷葱白煎服。

紫雪　治內外煩熱不解口中生瘡狂易叫走解諸熱毒

小兒驚癇百病

黄金十兩　寒水石　石羔各五兩已上用水煮去滓入下項藥

甘草炙八錢　青木香　沉香　丁香各五錢　犀角屑

羚羊角屑各壹兩　升麻剉壹斤一兩六錢已上再煮至一斗入下藥　硝石貳斤芒硝亦可用此即不必朴硝　朴硝四兩乾淨者已上入煎藥汁微火煎柳條不住手攪候有七斤投放水中半日欲凝入下藥攪令勻　當門子入煎藥攪　硃砂各三錢

右藥成雪紫色每服一錢冷水調下食前服。

荆防解毒散　治一切風熱。

柴胡　甘草炙　桔梗　人參　羌活

芎藭　白茯苓　枳殼　前胡　獨活

荆芥　防風　牛旁子　薄荷各等分

右姜三片水煎服。

栢皮湯

栢皮　黄連　黄芩各等分

右水煎服。

黄連阿膠湯　治傷寒、熱毒攻胃、流入大腸、所下必紅赤

成流、

山梔　黄連　阿膠　黄栢各弍分

右水煎服。

三黃瀉心湯　治心下痞硬。內實熱盛。不大便。悶。脈浮者可服。惡寒者勿服。即附子瀉心湯去附子。

大黃 三錢　黃芩　黃連 各壹錢

右用百沸湯浸之。以物蓋定。候一飯久稍冷。去滓溫服

猪膚湯　治少陰下利。咽痛。胸滿而煩。

猪膚 壹兩 膚者皮上之薄皮名膚也即膚受膚見之膚諸家之議非是

右水一鍾煎至五分。入白蜜一合。白粉半合。熬香熟和勻服之。

甘桔湯

甘草　桔梗各半分　一方加麻黃杏仁。

右水煎服。

十棗湯　治太陽中風下利嘔逆短氣不惡寒。熱。兼水腫脹酒食積。大小便不通小兒熱積諸毒。

芫花漫火變色　大戟　甘遂各半分

右爲末水一鍾棗十枚切開煮取汁半鍾調藥末。壯人一錢半弱人一錢平旦溫服後以糜粥養之。

黃連解毒湯

黃連壹兩　黃栢川炒　活人書　黃芩炒各四　梔子四枚

右水煎服

黃芪建中湯　治傷寒身痛。尺脈遲。汗後身疼。脈弱。

黃芪　肉桂各壹錢半　白芍三錢　甘草

右姜三片。棗二枚。水煎去滓。入稠飴一大匙。再煎服。

溫膽湯　治心膽虛怯。觸事多驚。

半夏　枳殼　白茯苓各五錢　橘紅七分　甘草炙

青竹茹壹塊

右姜三片。棗二枚。水煎服。

梔子豆豉湯　治汗吐下後胸滿痛。頭微汗。虛者不眠。心內懊憹。乃燥熱拂欝。氣不宣通故也。

大枝子 七枚 豆豉 半合

右剉先煮枝子。再納豆豉絞汁服。

旋覆代赭湯　治傷寒發汗。若吐下解後。心下痞硬噫。氣不除。

旋覆花 叁兩 代赭石 壹兩 甘草 炙叁兩 人參 弍兩

半夏 泡半斤 生姜 五兩

右大棗十二枚。每服一兩水煎服。

四物湯

白芍　當歸　川芎各弍錢　熟地弍錢半

右水煎服。

燒裩散　取近陰處裩襠一塊方員四五寸男用女裩女用男襠燒存性溫水調服。

豭鼠糞湯　治男子陰易及勞役。

韮根一把　大豭鼠矢十四枚兩頭尖者是

右二味水煎溫服取汗。

白頭翁湯　治脇下熱下利後重而渴。

白頭翁　黃栢　秦皮　黃連各壹錢

右水煎服。

二香散　治四時感冒冷濕寒暑，嘔惡泄利瘴氣。及南方風土暑月傷風。

蘇莖葉　陳皮　蒼朮　香薷各壹兩　厚朴

甘草　扁豆各五錢　香附壹兩

右姜葱煎服。加木瓜二片更妙。

調中益氣湯

橘紅　升麻　甘草　柴胡　蒼朮

黄芪　木香　人參各半分

右水煎服。

柴胡升麻湯　治時行瘟疫，壯熱惡風，頭疼體疼，鼻塞咽乾，痰盛咳嗽，涕唾稠粘。

柴胡　前胡　乾葛　荊芥　赤芍　石羔炒，各壹兩　升麻五錢　桑白皮　黄芩各六錢半

右每服五錢，姜三片，豉十余粒，水煎熱服。

百合知母湯　治汗後。

百合七枚　知母壹兩

右先以水洗百合，漬一宿，去白沫，另水煎，去滓，又知母

另水煎去滓，二汁匀再煎温服。

百合地黄汤　治不经吐下者。

百合七枚製法如前

右用地黄二两搗汁一盏，和百合汁再煎温服，大便當下，如漆中即止。

百合洗法

百合一升，以水十盏漬一宿，通身洗之，洗已淡食，將息弗與鹽豉。

葳蕤湯。

葳蕤弍錢半　石羔　羌活　白薇　杏仁
青木香　川芎　甘草各壹錢　麻黃壹錢弍分　葛根弍錢
右水煎服。

葛根龍膽湯　治風溫脉浮，身重汗出。
石羔　萎蕤各壹兩　葛根二兩　生姜　升麻
大青　龍膽草　桂枝　甘草　麻黃
白芍各五錢
右水煎服。

酸棗湯　治汗吐下後晝夜不眠。

酸棗仁　人参各一錢半　石羔二錢半　茯苓　知母
甘草各壹錢半　桂心伍分
右姜三片水煎臨卧服。

牛蒡根散

牛蒡子十條　麻黄　牛膝　天南星各六錢
右剉細於石盆内研細用好酒一升同研以新布攄取汁後用炭火半秤燒一地坑子内通赤去心掃淨投藥汁坑内再燒令黑色取出於乳砵内細研每服五分。

金沸草散　治傷寒咳嗽生痰。

金沸草　前胡各壹兩　半夏伍錢　赤茯苓大錢　赤芍
甘草各叁錢　荆芥穗壹兩半
右姜三片水煎服。
香薷散　治吐利腹疼發熱頭痛或霍亂轉筋拘急。
香薷弍錢　白扁豆　厚朴姜製　茯苓各壹錢
右水煎冷服連進二三劑加黄連名黄連香薷散。
蘇合香丸　治傳尸骨蒸肺瘵卒心痛霍亂吐利時氣赤
白暴利瘀血月閉驚癇及小兒吐乳大人狐惑等証。
白术　青木香　硃砂研水飛　烏犀屑　沉香

麝香研　丁香　訶梨勒皮煨取　息香另爲末用無灰酒一升熬羔

華撥　香附　白檀香各弍兩　薰陸香另研即乳香

龍腦研　蘇合香油入安息香內各壹兩

右爲末研勻用安息香膏并煉白蜜和劑每服旋丸如梧桐子大取井水冷溫任意下四丸老人小兒每服一丸酒下。

中風痰涎壅上喉中有声不能下者用青州白丸子同丸生姜自然汁化下。

産婦中風小兒驚風牙關緊硬不開及[illegible]肯者擦牙即開後以風藥治之。

小兒驚癎用生姜葱白自然汁化開白湯調灌。

心腹

絞痛中滿嘔吐及傷風咳嗽姜葱湯下。失志狂亂如見鬼者白湯下。

六和湯 治夏月霍亂轉筋嘔逆寒熱倦怠嗜卧伏暑煩悶小便赤澁或利渴中酒婦人胎前産後。

砂仁 半夏 杏仁 人參 白朮

甘草 藿香 木瓜 厚朴 扁豆

赤茯苓各等分

右姜棗水煎服。

陰陽湯

清泉水煎嫩湯半盞。入清泉水半盞，用茶匙時時少呷之甚效。

桂枝加桂湯　治奔豚衝心。

赤芍　生姜壹兩半　甘草壹兩　肉桂六錢　桂枝

右水煎服。

茯苓桂甘大棗湯　治汗吐下後，裏虛氣急逆上衝，心腹痞滿

茯苓四錢　桂枝三錢　白朮二錢　甘草一錢　大棗五枚

右水煎服。

祛瘧丸

五月五日。取獨蒜不拘多少。舂爛入好黄丹。再舂乾湿適均手搓爲丸如圓眼核大晒乾收貯。但瘧疾二三發後臨發日鷄鳴時以藥一丸略搥碎取井花面東服之。

八物湯　治血氣俱虛。

人參一錢　白朮　茯苓　白芍　當歸　川芎各二錢　熟地二錢半　甘草六分

右姜三片棗一枚水煎服。

朮附湯　治風湿小便自利温湿。

白朮六錢 甘草二錢 附子 生姜各五錢

右棗二枚水煎服。

脾約麻仁丸 治小便數大便難。此丸通腸潤燥。

大黃 枳殼 厚朴 白芍各五錢 杏仁二錢

麻仁三錢

右爲末蜜丸。菉豆大。每服三十丸。溫湯下。未利再服。得快方止。

赤石脂丸 治小便澁大便利。協熱而利者。

赤石脂 乾姜各乙兩 黃連 當歸各弍兩

右為末蜜丸梧桐子大每服三十九米飲下

乾姜黃連黃芩人参湯　治上寒血吐下寒氣內格食入即吐。

乾姜　黃芩　黃連　人参各三錢

水一鍾半煎至八分服。

青黛一物湯　治發赤斑。

青黛如棗大水研服。

犀角大青湯　治斑瘡出頭疼。

犀角二錢半　大青三分　梔子拾枚　豆豉叄撮

右水煎服。

大青四物湯　治壯熱煩渴燥脉(洪)盛遍身斑出如火色

大青壹兩　阿膠二钱　甘草乙钱　豆豉乙合

右水煎服。

硝黄解毒湯

解毒散加硝黄。

正陽湯　治陰毒額汗頭痛面青舌黑口張出氣煩渴心

下硬滿肢冷多睡。

附子乙兩　良姜　甘草各伍钱　皂莢壹挺　麝乙分

右爲末每服二錢水煎入蜜熱服

陰毒甘草湯　治陰毒畏寒身痛腹疼背強咽痛嘔逆恍惚失驚神氣短爪甲青手足冷頭面熱等証

甘草　升麻　當歸　桂枝各乙錢　雄黃

川椒各乙錢半　鱉甲三錢

右水煎服

三卷終